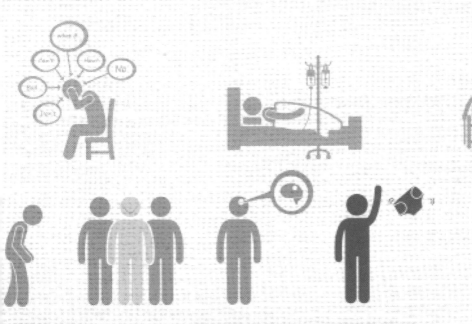

竹內失智症
照護指南 修訂版

日本長期照護大師
日本自立支援介護‧
能力回復復健學會會長
竹內孝仁 教授 ——著

弘光科技大學護理系（所）副教授兼系主任
雷若莉
國立臺灣師範大學東亞學系博士生 ——編譯
賴彥妤

目錄
/

CHAPTER 1/
失智症的基本概念與基本知識

CHAPTER 5/
全家動員，一起治療失智症
──以竹內理論照護失智患者的成功實例

推薦序 ❶
強化專業照護人員的
知能、照護方法及技巧

近年人口快速老化、平均餘命增加，依統計資料截至
110 年 1 月底止，國內老年人口達 380 萬 4 千人，占總人
口比率 16.2%。另依調查推估，截至 108 年底，台灣失智
症老人人口已超過 29 萬人，如何強化民眾對失智症的認識，
及加強對失智症老人的照顧，是政府施政重點。急遽增加的
失智症人口所衍生的照顧需求，已受到全球各國的重視與關
注。

面對失智症人口急速增加所衍生的照顧需求，本署積
極推動失智症老人照顧服務。現階段推展之服務措施，包括
居家服務、失智症日間照顧服務、失智症老人團體家屋、早
期介入服務方案（如瑞智學堂）。另為建立家庭照顧者支持

008　竹內失智症照護指南

系統，設置家庭照顧者支持中心及關懷專線（0800-580-097
我幫您，您休息），提供諮商服務及家庭支持服務；並設置
「全國失智症社會支持中心」（http://www.tada2002.org.
tw）及諮詢專線（0800-474-580 失智時，我幫您），提供
全國失智症相關資訊及服務。

為培訓優質專業人力及加強教育宣導，本署積極協助
失智症專業團體辦理專業培訓計畫，輔導編印失智症相關教
材。本次特別感謝財團法人臺灣省私立永信社會福利基金會
翻譯編印竹內孝仁教授所著的《竹內失智症照護指南》一書，
內容除介紹失智症的類型及基本知識，強化讀者對失智症之
認識外，並闡述失智症照護原則及照顧理念，企盼透過本書，
提供失智症照顧專業人才有關失智症專業知能及照顧方法與
技巧，協助全國各地服務提供單位發展失智症照顧服務，以
強化失智症照顧服務量能。

——簡慧娟

衛生福利部社會及家庭署署長

推薦序 ❷
提升照護力，克服照護困難

國際醫療福祉大學竹內孝仁教授是推動日本養護機構（稱作「老人特別養護之家」）「脫掉尿布運動」的代表性人物，素以提倡「失智症照護的基本為水分、用餐、排便、運動」理論而知名。一心從事於失智症研究、發表、演講活動及著作，不但建立理論並具體實踐，40 多年來從未間斷。

日本全國老人福利機構協議會（原名「全國老人福祉施設協議會」，簡稱「老施協」）自 2004 年度起，每年為機構照護現場工作夥伴舉辦六場「提升照護力講習會」活動，竹內教授的巡迴演講內容多半以科學性理論為體，具體實踐方法為用。

竹內教授的理論基礎以推動自立支援照護為前提，特別提示水分攝取的重要性。機構達成「零尿布」目標有兩個照護上的特徵，一是每天攝取水分 1500cc 以上，一是運動訓練（步行），而達成自立支援照護過程中，職員的意識改革及共識極為重要。為增進講習會參加者對機構導入自立支援照護實施過程的理解，「提升照護力講習會」議程中並安排事例發表報告。實踐過程雖遇到困難，但每當看到服務利用者展現笑容時，無不感到欣慰。

　　截至 2012 年度為止，日本全國有將近一千所老人照護機構聽過竹內教授的理論，響應實踐「每天喝水 1500cc」、「白天不包尿布」、「吃普通餐食」、「步行練習」並導入照護計畫的機構不斷增加，每年在「提升照護力講習會」的事例發表報告上都會有突破知易行難、令人感動與振奮的經驗分享。

竹內教授的原版著作最大特點在於深入淺出介紹失智症的基本理解與照護基本知識，所舉的例子取材自《月刊老施協》各期的患者研討中抽出的實例，也是你我日常生活中常見的困惑與實況，堪稱提高失智症專門性素養良好的入門教材。本書中文版的問世，除永信社會福利基金會趙明明執行長等多位熱心夥伴奔走促成外，弘光大學雷若莉副教授率領其他有志一同的老師擔負起編譯及校對工作，讓不論是目前從事照護工作的現場照護人員或是未來可能從事照護工作的生力軍，甚至對失智症認識不深，但有意進一步了解或學習的照護家屬或讀者均能易懂易讀，值得慶幸及推薦。

——李光廷

老人福利推動聯盟顧問、
國立臺北護理健康大學兼任副教授、
輔仁大學兼任副教授

台灣長期照顧品質的革新

　　2006 年參訪東京時，接觸到自立支援照顧的觀念，也看到了原本癱瘓的長者，在導入自立支援照顧之後，3 個月後能夠自行行走、脫掉尿布、恢復自主生活的能力，當時非常震撼，也相信這正是台灣要實踐長期照顧理念的方式。

　　我們拜訪竹內孝仁教授學習，並運用能力回復設備，並且為了能夠更完整學習與體會，與福祉法人新町元氣村花水木寮結盟，到日本參加生活介護的訓練，並在介護現場實地操作，將學習到的觀念與技術帶回台灣，2013 年在財團法人雲林縣同仁仁愛之家與長泰老學堂日照中心開始實證應用，發現導入的患者有 4 成在 3 個月內都有明顯的進步，而且更重要的是讓照顧服務員開始有成就感與專業認知，相信照顧工作是一門專業的服務，工作氛圍開始改變，在同仁仁

愛之家裡面，從過去傳統的照顧觀念，在 2014 年轉變成一個「零約束」的機構，這其中的改變是非常巨大的。

而我們也希望可以跟台灣更多的長照機構分享，並一起投入自立支援照顧的應用，因此從 2014 年開始成立自立支援工作坊，2015 年並成立「自立支援學院」，輔導更多的機構一起落實照顧理念的實踐，這一切的開始是來自竹內教授的「自立支援」理論所啟發，期盼有更多實務界一起投入照顧的改變，讓正在啟蒙的台灣照顧學有更多、更快的發展。

——林金立

長泰老學堂健康照顧體系總執行長、
同仁仁愛之家董事長、
社團法人台灣居家服務策略聯盟理事長、
台灣自立支援專業照顧發展協會理事長

提供「如何照護失智者」的解答

　　失智症在神經科門診算是一個常見的疾病，診療的討論常常是圍繞著兩件「不知道」打轉；一是「不知道」病患是否罹患失智症，二是「不知道」如何照顧失智症的患者。前者可以透過早期社區篩檢與及早轉介到醫院完整檢查來知道答案，但是後者常常因為醫病之間觀念的巨大落差，而不容易有簡單明瞭的回答。

　　因緣際會有幸拜讀日本竹內孝仁教授的著作《竹內失智症照護指南》一書，看到竹內教授根據其多年的研究及實務經驗將失智症狀的類型及照顧原則，提供一個非常容易了解的說明，讓照顧人員可以在病人的日常生活裡，依飲食、運動、睡眠、排洩等基本需要建立照顧基礎，同時也深入淺出

探討失智症中最難照護的精神行為症狀，讓我學到很多如何回答上述第二個問題的方法，對於煩惱如何照顧失智患者的家人及照顧者，是一本非常適合的失智症參考書籍。

　　希望也透過本書的推廣，提醒社會大眾對於失智症的重視，配合失智症早期篩檢及早治療，讓台灣的失智症治療做得更好。

——林冠宏

前臺安醫院腦脊髓神經科主任

以科學方法因應失智症照護的挑戰

日本全國老人福利機構協議會（簡稱「老施協」）主辦的「提升照護能力研習會」，於平成24年度（西元2012年）迎接第9期。研習會期間，我們將根據「飲水・進食・排便・運動」為基礎所組成的照護案例集結成冊，截至目前為止，研習機構已有916所，講習人數達1,124名。在日本實施上述照護基礎，而達成零尿布的機構在平成23年度已達32處，支持自主照護理論和實踐的成果已然落實在日本全國各地。

研習會的主講教師是由國際醫療福祉大學研究所竹內孝仁教授擔任，教授以提升照護的專業和照護人員的地位為研習目標，並以研習、實務案例討論以及機構住民為對象，透過全年的照護記錄數值作為規劃的依據。支持自主照護的實

施要點以「拿掉尿布」、「正常吃飯」最具代表，以科學的觀點作評估及經由水分、飲食、排便、步行及運動等日常生活的觀察，已得到初步的結果。

全國老施協為了提升特別養護中心的服務品質以及新制照護標準化，用正確的科學方法照護和臨床結果為實證依據，以達到拿掉尿布、零胃管、失智症照護、復健回復訓練、口腔照護等目的。目前將提升照護能力研習會的內容，集結支持自主照護的理論和實踐「水」、「步行和排便」、「失智症照護」、「飲食」的四部分之教科書編輯成書，用以達到日本全國特別養護中心實際運用及推廣的目的。我們致力協助各機構執行支持自主照護的理想，若此書能成為新目標，進而能提升高齡者對社會福祉的安心，並增進對安全網的信賴，協會將深感榮幸。

最後在此衷心感謝提升照護能力研習會的主講人竹內孝仁教授，及其悉心編著本書。

——中田清

公益社團法人全國老人福祉機構協議會會長

各界
好評推薦

失智症影響全球 5 千萬人口，面對如此全球性的失智症滔天巨浪，台灣無法置身事外。失智症也是世界上最常見的老人失能原因，在美國每年造成數千億美元以上的經濟損失，雖然台灣尚未有確切的相關數據，但咸信亦不樂觀。由於對此問題的關心，弘光科技大學與產官各界合作，多次邀請日本著名失智症專家竹內孝仁教授蒞台指導，共同為預防失智症及提升照顧品質努力，希望減緩失智症對台灣老化人口的影響。本書為教授經典之作，其強調失智症應「依類型提供個別化人性照顧」的精神正與弘光科技大學「以人為本、關懷生命」的教育理念相互輝映，令吾人心有戚戚而十分欣喜，在此鄭重推薦給所有關心本議題的人士參考。

——吳聰能（亞洲大學講座教授兼校務執行長兼副校長）

迎向老化的時代，失智症的防治與照護變成相當重要的議題。本人擔任台灣失智症協會理事長任內，即強調推動全民及專業人員的相關教育宣導並出版系列叢書，並舉辦跨領域之專業教育。本次欣見日本竹內孝仁教授的著作《竹內失智症照護指南》一書編譯為中文版本。

本書為日本專業照顧人員的失智症照顧教材，係竹內教授根據其多年的研究及實務經驗撰寫而成，書中特別強調家庭照顧者如何辨識失智症的種類及提升照顧能力，除了介紹竹內孝仁教授的基礎失智症照護理論外，更針對不同的失智症類型，提供不同的照顧原則，讓照顧人員可以循序漸進地建立照顧基礎，同時深入淺出地探討失智症照顧成功案例，是一本非常適合專業照顧人員的失智症參考書籍。希冀，透過本書的推廣，讓第一線的照顧人員建立起對失智症照顧的基礎知能，進而串聯家庭、社區及機構的照顧體系，提升我國失智症患者整體照顧能量。

——李明濱（臺大醫學院精神科暨社會醫學科教授）

衛生福利部東區老人之家已於 2010 年與日本社會福祉法人新町元氣村團隊的八木秀明本部長,締結友好交流,旋於花蓮衛生福利部東區老人之家著手推行竹內孝仁教授在日本倡導的「自立支援」理論及其執行技術之照護理念,包含「零尿布、零臥床、零約束及進行復健運動」的目標等,足為我國各公私立老人照顧機構之學習效法。

　　這幾年來台日老人介護知能交流研習活動一直維持著良性而緊密的交流,持續為台灣老人照護觀念與實務注入活水,然而國內仍缺乏竹內教授相關理論的中文版著作,無法廣為傳遞與推動相關照護理念,實在可惜,所幸本書在大家共同努力下順利付梓出版,實是眾人一大福音。期盼在本書的推波助瀾下,能將竹內教授的理念推廣周知,從預防保健以至於照護品質與效能的提升,大大嘉惠台灣的長者。

　　——李春國（前衛生福利部北區老人之家主任）

面對全球激增的失智症人口，WHO提出緊急呼籲：「全球應立刻增進社會大眾及專業人員對失智症的認知」，竹內教授的《竹內失智症照護指南》中文版能在此時問世正逢其時，本書清楚的說明日本失智症患者的分類及其處置原則，是台灣失智症治療及照護除藥物外極佳的參考模式，同時也是失智症家屬及照護人員不可或缺的入門書籍，這本值得一讀再讀的實用失智症照護指引，推薦給需要或關心此議題的人士或醫療人員使用。

　　　　　　　　　　——吳銘標（弘光科技大學附設老人醫院院長）

很榮幸地能夠參與竹內孝仁教授的研討會，並非常感佩他既貼心且貼切的照護理念，如零尿布、復健及多喝水等。由於我對於失智症的照護具有非常濃厚的興趣與使命感，有感於中部地區對於失智者照護的缺乏，遂於 2009 年即積極地投入失智症早期介入的服務與照顧，如患者輔導、家屬服務、社區宣導、志工培訓，更建立輔導機構，成立了瑞智學堂以及全人照護的失智日間照護中心等各項針對失智症者的服務。

因應我國人口快速老化以及失智人口的竄升，喚起各界的重視，這些年失智症防治聯盟和台灣失智症協會經過審慎並精心的規劃，一次又一次的提案與努力，政府終於在 2013 年 8 月 26 日核定頒布了〈失智症防治照護政策綱領〉，又於 106 年 9 月修訂為 2.0 版，代表我國對於失智症防治發展上朝向目標跨足了一大步，本書在此時問市，成為社會與眾人的福音，相信也將成為失智者照護的重要指南。

——詹麗珠（財團法人切膚之愛基金會執行長）

　　轉眼間，這本失智症個案照顧寶典之臺灣版本已經問世八年了。稱本書為寶典，正因為它對失智症個案的問題形成之理路背景的細緻梳理，整合跨世紀現代與當代心理與生理及哲學的理論而自成一家之言，內容針對失智症個案的疾病成因及特殊行為峰迴路轉的內在糾葛探進行鞭辟入裡的探討，因此成為具有劃時代意義的巨著。

　　回顧日本失智症照護大師竹內孝仁教授親手將自立支援照顧的精神從日本跨海送到臺灣的近十年，我們親眼目睹自立支援照護在臺灣產生了巨浪濤天般的神奇效應，進而成就了「臺灣自立支援照顧的時代運動」的軌跡。回顧這個運動，從早期臺灣產官學的學者專家摸索嘗試由日本異地橫空植入臺灣的最初版，轉向考慮國際在地化的理念而建立的臺灣自立照顧模範品牌，臺灣各地正用自己的方式訴說著在地生趣

盎然的自立支援照顧故事，全國推動的模式及切入點也因此更為多元，這可從近兩年104銀髮銀行與弘光科技大學合體嘗試建置的「自立照顧機構及個人認證」系統即可窺見，顯然日本自立支援照顧的影響已經從最原始「零約束、零臥床、零臥床」的嚴峻照顧指標，落地生根為「臺灣人性化尊嚴照顧」的種子，並在國內繁殖遍地開花，這是產官學業界的專家學者共同努力的成果。

　　本書正是失智症自立支援照顧的重要濫觴，其透過對於人的存有、時間及空間的探討，細膩的描繪了失智症個案尚未被常人窺見的行為表現內在原因，並揭露家屬及專業照顧者的照顧盲點，歷久彌新，值得關心國內外失智症個案的您細細品嘗與珍藏。

——雷若莉

弘光科技大學護理系（所）副教授兼系主任

作者序
/
讓每個失智患者
都能回復平穩生活

　　隨著高齡人口增加，失智症已成為世界各國所需面對的
重大問題。除了病人感受到苦痛之外，長期臥床及失智症患
者的照護都帶給家屬非常大的負擔，所以部分國家已經實行
長照保險以支援長期照護體系，試圖解決問題。

　　為了讓失智症患者能夠安穩生活，施行長期照護是最重
要的。然而很可惜目前尚未有優良的長期照護，因此若以現
況來看，面對失智症患者的異常行為幾乎是無計可施。

　　我所書寫的《竹內失智症照護指南》一書，探討的目標
是將失智症的異常行為症狀減輕或消除，並討論如何讓患者

從混亂不安的行為中脫身。另外，本書的理論基礎乃是建立在具體的學術性及科學性依據上，且排除有偏見的思維，在日本已有為數不少的實施成果與證明。

此次能在台灣發表本書的中文版，感到由衷地高興。期望此書能造福台灣失智症者，讓即使是獨居的患者，也有機會回復到以往安穩的生活。

——竹內孝仁

日本自立支援介護 . 能力回復復健學會會長

前言
/
字字珠璣的失智症照護指南

　　近年來失智症正無情的肆虐全球，引爆世界衛生組織建議國家應將失智症列為公共衛生和社會照護的優先議題、並增進社會大眾及專業人員對失智症的認知的呼籲（世界衛生組織，2012），在台灣最近的調查中，65 歲以上包含極輕度失智症之全國罹病率亦高達 8.04%(Sun, Lee, Yang, Chen, Lin, Lin, Wang, Tang, & Chiu, 2014)，也就是幾乎每十位民眾當中就有一人會是失智症患者，當全國產官學各界都沸騰起來尋求因應對策時，我們很難不把將目光轉向文化與國情都極接近台灣的日本。於是我們嘗試檢視日本的失智症照護理論或模式，發現近年來竹內孝仁教授的「失智症照護理論」及「自立支援：零約束、零臥床、零尿布」的理念受到日本國家政策及業界極大的關注。

本書日文原典為竹內教授於 2012 年完成的《失智症照護》叢書之一，這一系列書籍包含本書尚有「水分」、「步行與排便」及「飲食」共四冊，此系列書籍不僅只是單純的科普書籍，更是失智症治療與照護的指南。雖然失智症的書籍在國內外為數不少，但當編譯者從國際失智症的治療與照護歷史探尋時，卻發現多數書籍其實圍繞著失智症的成因、醫療分類及核心症狀及周邊症狀的主題進行介紹，尚未出現將失智症依症狀分類並加以照護的觀點。由於竹內教授個人融合治療及照護失智症患者的臨床經驗，並引證國內外學者的著作而寫出本系列，所以儘管不是數十萬字的巨著，卻是字字珠璣的失智症理論叢書，為了幫助讀者能快速理解本書，在您閱讀本書前編譯者在此先將幾個重要概念進行簡要說明：

一、首創失智症的六種分類型態

竹內教授於西元 1980 年間與幾位日本學者開始將失智

症患者分類，在過去中外的文獻及書籍中，鮮少看到將失智症分為本書中的六種類型，除此之外，教授還依此衍生照護原則，並進一步建議應依照失智症的類型對患者加以照護，這六型包括：以激動為主的「身體失調型」；以抗拒為主的「環境不適型」；充滿困惑與誤解行為的「智力衰退型」；另外還有「糾結型」、「游離型」及「回歸型」，如此提供照護者一個可依循的照護參考指引。

二、失智症症狀可依理論預防及改善

根據本書的界定，所謂「生理性失智」通常是指人因年紀大而容易引起的健忘、記不住東西等現象，此時若加上重大疾病、久臥在床、身心壓力及心靈創傷等便成為「病理性失智」。教授耳提面命不斷提醒，具有高危險罹患失智症的現代人應該了解：「生理性失智」成為「病理性失智」不是一種必然，所以他強力主張失智症照護應有理論為指引，讓失智症患者可以儘量改善異

常行為。他同時也強調建置失智症照護的理論與方法可以確保照護品質，達到最佳照護效果。

三、運用人文哲學思考解釋失智症

本書的另一個特色便是運用現象學的哲理觀點詮釋失智症。讓我們仔細想想，我們在生活中是不是常常仗著人生經驗而預設答案，然後再加以驗證？例如：在心中猜著電影中的人物：「這人應該是好人」，然而劇終時才恍然大悟：「甚麼，是壞人！？」這種「依著不同時空的過往經驗，面對情境先預設答案再加以驗證的認知過程」就是教授書中所提及的「預知的知」，然而如果有一天我們失去所有經驗從時間的裂縫中走失了怎麼辦？屆時人們主觀的「時空架構」將會崩潰錯置，個人世界的規則與習慣也將喪失殆盡，例如一位45歲的邱女士因為「時空迷路」而將時空認知錯置到以為自己是四個月大的嬰兒，我們就會批評邱女士總是把東西往嘴裡塞的不當行為，但我們如何能怪她？因為她正以為自己

是四個月大的嬰兒啊！

四、運用學術論文與真實案例說明

　　另外本書的特色還包含運用論文及案例的方式說明理
論，在本書後半冊中，竹內教授引用其在雜誌上連載發表的
論文，深入淺出的探討失智症成因，其中特別針對「空間、
時間、生活關係與認知」有相當精闢而獨到的見解。仔細想
想，人如果失去瞬間作決定的能力會如何呢？我們恐怕連如
何走下一步都有困難呢！現在您可想像失智症患者由於不知
如何應付外在世界，那些看似平靜微笑的爺爺奶奶內心深處
包藏著多麼巨大的恐懼與未知了嗎？

　　我們若從學術的角度檢視本書，竹內教授的理論的確大
部分已獲證實（運動與失智的關聯），然而部分理論雖擁有
豐富的案例，卻獨缺實證性的科學研究驗證（排便與失智症

狀的關係），但無論如何，竹內教授此種非藥物的人性化失智症照護指南，的確可以為失智症患者及家屬與醫療照護人員創造失智症照護品質的另一種可能性，在這裡我們願意借用他山之石，希望讓本國的老人照顧與失智症照顧的觀點重獲檢視，以建構真正適用於我們家園的失智症照護理論。

——雷若莉

弘光科技大學護理系（所）副教授兼系主任

文獻出處

- Sun, Y., Lee, H. J., Yang, S. C., Chen, T. F., Lin, K. N., Lin, C. C., Wang, P. N., Tang, L. Y., & Chiu, M. J. (2014). A Nationwide Survey of Mild Cognitive Impairment and Dementia Including Very Mild Dementia, in Taiwan. PLoS One. 9(6):e100303. Doi10.1371/journal.pone.0100303.
- 竹內孝仁（2012）‧認知症ケア‧東京都：公益社団法人全国老人福祉施設協議会。
- 世界衛生組織 (2012)‧失智症‧實況報導，263。[World Health Organization (2012). Dementia, Fact sheet, NO.362.]

致謝

　　《竹內失智症照護指南》的中文版能在台灣順利出版，除了衷心感謝竹內孝仁教授的信任外，尚須感謝許多對台灣照護高度關心的好夥伴，這些產官學跨界的好朋友分別是永信社福基金會趙明明執行長、日本社會福祉法人新町元氣村集團法人八木秀明本部長兼常務理事及經營計劃室八木大輔室長、衛生福利部北區老人之家李春國主任、弘光科技大學附設老人醫院吳銘標院長、台灣自立支援專業照顧發展協會林金立理事長、林昭卿老師、國際整合照顧學會常務理事李光廷副教授、永信社福基金會葉建鑫主任，以及弘光科技大學護理學院陳淑齡院長及周美足老師的支持與協助，最後特別致謝原水出版社潘玉女小姐及梁瀞文小姐於編輯本書過程的努力，在此一併致上最誠摯的謝意。

——雷若莉

弘光科技大學護理系（所）副教授兼系主任

CHAPTER 1/
失智症的
基本概念與基本知識

01/
失智症的形成原因

　　目前得知，許多失智症患者的異常行為是因為認知功能退化所引起，例如：患者會在深夜躁動不安，或無故不斷取用衛生紙等。一般而言，認知障礙是所有失智症症狀的起點，在此讓我們進一步了解為何會發生認知功能退化的現象。

　　直到目前為止，對於失智症發生原因的主流看法大多認為：「因腦血管障礙而使腦細胞喪失機能，進而導致患者認知功能退化、阿茲海默症型腦萎縮或腦部活動遲鈍」，然而並非所有人都贊同「失智症是由單純的腦部問題而引發」的觀點。雖然失智症的發生的確與腦部機能障礙有關，然而大多數人卻認為不能完全歸因於腦

部問題。

例如，我們會發現從遠地搬來的長者，即使沒有明顯的腦部疾病，有時候竟在短短的一段時間內即變成了失智症患者，由此看來，失智症除了腦部的影響因素外，應該尚有其他引發的因素未被深入探討。

就以上的例子而言，離開了原來熟悉地方的長者，搬遷到沒有朋友的陌生環境居住，更不利的是搬遷到長子夫婦的家中同住，使得過去在獨居生活時必須自己完成的家事現在都由媳婦包辦，因此這位長者一下子變成「沒有重要工作角色可以擔任的人」。過去亦曾經出現「當人孤立或失去重要職責與角色時，將會提高罹患失智症機率」的說法，依此推論，「腦部因素是引發失智症的主要原因」之論點，便無法完全解釋失智症的發生與上述案例之角色與職責及社會關係之關聯性 圖1 。

另外，一直以來也有一種說法：「身體活動是影響失智症發生的最重要因素。」我則認為水分、進食、排便、運動、生病或受傷亦是同時需被並列思考的重要因

素。其中特別是運動，這幾年所發表的國際學術研究，已經證實失智症的發病與運動習慣有很大的關係。在近2至3年的論文中，已經討論運動對失智症患者照護具有成效，最近日本在團體家屋等機構中也開始盛行以運動治療失智症患者。事實上，運動不僅對於失智症發病有影響，對發病後的治療及照護也有顯著影響。

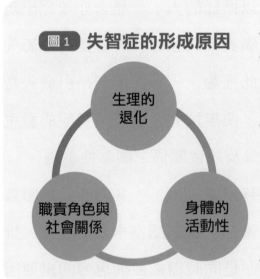

圖1 **失智症的形成原因**

生理的退化

職責角色與社會關係

身體的活動性

- 失智症並非單純為腦部疾病所引發（新福及金子教授）
- 失智症是生理性的退化與外因而成為「病理性失智」（外因包括：重大疾病、久臥在床、身心壓力、心靈創傷等。）

02/
失智症的最新研究

> ## 近期的失智症研究
>
> - 慢跑者（3 公里 / 日，2-3 次 / 週）可降低失智症發生率 42%（Abotto）
> - 擁有嗜好者可降低失智症發生率 38%（Scameas）
> - 擁有 3 種嗜好以上者可降低失智症發生率 80%（Helmer）

❶ 慢跑可降低失智症的發生率

「慢跑可預防失智症的理論」是由美國學者阿波特（Abotto）研究團隊所最先提出，他們以人口約兩萬人的地區作為研究對象，進行為期 20 年的追蹤調查。研

究中分別將罹患失智症的患者與一般無失智症的患者進行統計比較（註：雖然文獻資料呈現一日步行 3 公里，但原文獻為 2 哩，約為 3.2 公里），在日常生活中一日步行約 3 公里，每週 2 至 3 次以上之實行者，與幾乎不步行走路的人相比較，20 年後罹患失智症之機率相差 42%。簡單來說，經常走路的人和完全不走路的人相比，罹患失智症的機率低了 42%。這「42%」，可說是差距懸殊的數字。

2011 年初，哈佛大學的失智症研究團隊在國際失智症相關研究論文中做出整合性的結論。其中的研究論文都支持運動為有效預防失智症的方法，無運動習慣的人容易罹患失智症。他們也同時提出「運動對於失智症之治療照護具有療效」的結論。

為了了解何謂失智症，我們可由基礎科學之「認知心理學」切入。當討論認知時，認知心理學曾描述：

人類並非是「認知了情境之後才行動」，而是「為了認知情境，因此身體才不得不行動。」

也就是說運動或讓身體活動等，都是認知情境所不可欠缺的要素。

　　失去運動能力，會因此喪失對情境的認知功能。雖然我們普遍認為是因為失智症越嚴重，則身體活動會越貧乏，但事實正與其相反，乃因缺乏身體活動而導致陷入失智症中。我希望能夠試著翻轉以往的常識、普遍認知的事物。

　　若此理論正確，就會符合認知心理學中「我們是為了認知情境而活動身體」的論述，所以當用來認知情境的「身體活動力」變差時，自然就會影響人類對情境的認知及掌握。

　　以上論點其實可藉由實驗進一步證明。讀者們可以感覺到背後的事物嗎？是否有人在你背後看你？此認知乃屬於「視覺認知」，一般而言，若要完成此認知必須回頭或轉身查看，以上這一系列動作乃屬於古典認知心理學派的論述。然而我認為「並不是認知情境之後才做出行動（因為知道背後有人才轉身），而是藉由行動了

解了情境（因為轉身，才知道背後有人）」。

　　也就是，並不是因為失智症變嚴重而讓身體行動退化，而是因為身體行動退化而使得失智症加速惡化。因此在失智症的照護原則中，努力加強運動是非常有幫助的。

❷ 擁有嗜好可降低失智症的發生率

　　擁有嗜好者和失智關係的議題的研究論文主題，至今已有許多文獻。例如學者斯肯密斯（Scameas）針對「擁有嗜好者和無嗜好者」於「未來發生失智症的比率差異」進行研究。研究大約經過 20 年左右的追蹤調查，結果竟發現擁有嗜好者和無嗜好者相比，前者之失智症發生率低於後者 38%。因此「若不想成為失智症患者請培養嗜好」的建議，是研究失智症與嗜好相關的研究團隊所發表的一致結論。

　　然而若進一步探討，擁有嗜好的種類中，個人單獨

的嗜好又不如參加團體活動來得好。比起好友之間邀約吟唱詩句或學習繪畫，共同運動是更好的選擇，例如：與好友一起打打球，或者聚在一起打槌球之類的話，會更具成效。

　　了解擁有嗜好的成效後，我們進一步探討，一個人到底應該擁有多少種嗜好較好呢？關於這個疑問，學者海倫曼（Helmer）將無嗜好者、擁有 1 種嗜好者、擁有 2 種嗜好者和擁有 3 種以上嗜好者分為 4 組，也進行歷時 20 多年共 2 萬人左右的小團體追蹤研究。研究結果發現：擁有 3 種以上嗜好者和無嗜好者相比，其失智症的發生率前者低於後者 80%。依統計學而言，低於 80% 的意義幾乎等於「擁有 3 種以上嗜好者，幾乎不會成為失智症病患」，可以見得擁有嗜好即可有效避免失智症發生。

❸ 失智症由多元因素引發

　　截至目前為止，並沒有「認知功能降低的原因與腦細胞無關，只是單純由各種外在因素引起」的說法。就目前我們對疾病的認識，普遍存在著「疾病乃由各種因子導致」之說法。以高血壓為例，所謂血壓是指「血液流動對血管造成的壓力關係」，但若說「所謂高血壓的疾病就是血管和血液間的壓力所引起的疾病」，那便是一種謬誤。因為高血壓是因為鹽分攝取過多及生活型態不良（無適當的飲食或規律的生活）、身心壓力、抽菸、肥胖等原因引發。

　　失智症也能依此說明，失智症是由於運動不足及營養過低等各種其他原因所引起，所以大家必須了解，失智症並非單一原因引起。因此醫師研發單純針對腦細胞的阿茲海默症的用藥「愛憶欣」（Aricept）是沒有絕對效果的。讓我們再進一步探討，例如在精神病患中所謂「思覺失調症」的疾病，並無根本治療的藥物，由於思

覺失調症乃由各種因素引起。或許各位認為自己不可能罹患思覺失調症，然而精神科的學者大多認為「沒有人敢說自己絕對不會罹患思覺失調症，只是因為大多數的人沒有機會處在易於引發這種疾病的環境當中罷了」，因為若一個人常常處於非常嚴苛的人際關係中，將可能罹患各種精神方面疾病，此為精神醫學的常識：所謂疾病是由各種因素所引起的。

❹ 新福及金子教授的失智症理論

　　新福教授與金子教授是兩位非常著名的日本精神醫學學者。新福尚武教授是現任東京都老人綜合研究所的精神醫學顧問，之前曾擔任東京慈惠醫科大學精神科的教授，開發「長谷川式失智症量表」的日本著名學者長谷川和夫先生，即是新福尚武教授在慈惠醫大時代的弟子。在我所閱讀過的許多書籍之中，都尊崇新福先生的失智症理論是精神科醫學的最佳理論。

這二位學者一致認為失智症乃是由「生理性失智」，再加上重大疾病、久臥在床、身心壓力、心靈創傷等「外因」而形成的「病理性失智」。所謂「生理性失智」通常是上了年紀的長者容易發生的健忘、記不住東西等，但不會危害其他人事物。然而若加上重大疾病、久臥在床、身心壓力及心靈創傷等，便成為二人所定義的「病理性失智」 圖1 。

　　這個定義非常重要，因為若無外在因素的話，「生理性失智」並不會轉變成「病理性失智」。現今我們認為失智症是根據腦細胞的自然變化而引起失智症，而新福和金子兩位學者的論點則傾向認為：「失智症的主因是外來因素所導致」，而我們常說「久臥在床會加速失智症的發生」也是因此而來。因此失智症的引發原因，不可單純視為腦部病變所導致，如果只考量腦部病變問題，最終將會造成無法正確照護失智症患者的遺憾。

❺ 湯姆‧凱伍教授的失智症照護理論

　　我最信賴的失智症照護理論是英國的湯姆‧凱伍（Tom Kitwood）教授所提倡的「以人為中心的照護」（Person Centered Care），這是日本護理界相當關心的研究主題。湯姆‧凱伍教授表示，「失智症的原因並不是腦部病變」。那麼是什麼原因導致失智症呢？湯姆‧凱伍教授認為是社會心理方面所導致的疾病。

　　他為良好的社會心理環境做了評估表，提倡失智症照護圖表，在英國、加拿大、澳洲、紐西蘭等國家進行推廣。現今我能夠信賴的失智症照護理論也僅有這位湯姆‧凱伍教授「以人為本」的照護理念。

　　本書的其餘觀點是我自己發展的理論，我的理論也有社會心理要素，但若不加上其他要素，例如運動、水分和身體的因素的話，無法正確解釋失智症。例如失智症患者因水分不足導致脫水而引起夜間妄想等狀況，並不是社會心理的問題。

03/
認知的正確概念

何謂「認知」？

- 「認知」是指「某人置身」於「情境」中所做的「認識」、「理解」、「判斷」之綜合性精神的運作。
- 人平常面對「情境」。
- 人認知「某個情境」時被迫做出對應適合時空的「行動」。

在大型書店的「心理學」專區，必定會擺放「認知心理學」或「認知科學」等書籍。若將書本拿來翻閱的話，會發現有幾本書在本文的最初幾頁會寫著「認知的定義」。

一次我在書店中翻到一本書，對「認知定義」作了

以下的陳述：

「認知」是「某人置身」於「情境」中進行「認知」、「理解」、「判斷」的「綜合性精神」之運作。

希望讀者能牢牢記住此定義，也就是：認知不只是「理解」或「判斷」，而是「綜合性」的運作。

而所謂的「情境」，到底是什麼呢？我們每天從早到晚總是「置身於情境」之中。隨著「場景」的改變，「情境」也隨之而變，對每一刻的「情境」做正確的「行為反應」，「情境」與「行為」密切相關。我們之所以能夠順利地用合宜的行為度過一天，是依據認知功能。

而反過來說，「個人生存在環境之中，『情境』是無法被忽略的」。我經常引用海中的魚來說明「情境」：若少了海的環繞，魚是無法生存的。所以「情境和人」，就如同「海和魚」的關係。當我們身處於某「情境」時，「認知」就是對這裡是什麼樣的場所有所了解，例如對於某個場所裡所放置的桌子、椅子和家具等，和實質性

的物和人，以及在這個場景下隨之發生的動作狀況都能掌握。舉例來說，當參加「失智症照護研習會」時，大家都知道自己身處於某棟大樓的某區研習會場中，對這些情境的理解稱之為「認知」。

所謂「理解」就是清楚明白在某個場所之中自己和情境的關係。「為何自己會在此處呢？」這時自己知道，「我是因為參加研習會才來到這裡」，也就是能夠了解這個場所和自己的關係。

最後關於「判斷」，假設自己是以研習學員的立場來參加研習會，所以領取講義之後我們會立刻「判斷」下一步該如何做，例如去找位置坐下來聽演講。

以上所討論到的「這裡是哪裡？」「我是誰？」「接下來該怎麼做？」等這些統合性的動作和行為則稱為「認知」。「這裡是哪裡？」的認知中最重視的乃是「理解」。必須知道該處是哪裡，以及環境和自己的關係，萬一不清楚，接下來就會「不知該如何做」，因而可能隨之出現脫序的行為與不當的應對現象。

有些書籍寫著「記憶障礙是失智症的重點」，這論點令人疑慮。若從正常的認知心理學定義來看，人們最重要的是要知道「這裡是哪裡」？清楚了解這裡是怎麼樣的場所，這其實是指普通的「認知能力」，而不是「記憶能力」。

　　或許記憶協助人們對於「這裡是哪裡？」的理解過程有所助益。當然我們工作人員在對失智症患者進行測試時，有些項目的確是測量記憶漏失導致的結果，但我個人不免疑慮這是否為真相的全貌？

　　我們試著舉例討論一下，例如：當一個人來到廁所，對於「這裡是廁所，自己己為何會在此處呢？」的反應會是什麼？通常人們對此情境直接的反應即是「我是為了上廁所而進來廁所」。無認知障礙的人在「該如何做是好呢？」的選擇行動當中，並不會只拿了衛生紙便離開，然而若是對認知、理解、判斷等行動脫序崩潰無章的失智症患者時，便會產生只拿著眼前的衛生紙等莫名其妙的動作，所以失智症真正的原因其實是認知障礙。

廁所不是堆放衛生紙的倉庫，自己也不是到倉庫領取東西的人員，因而在正常狀況下因為認知的失常，就會發生亂取用別人物品的狀況。所以建構失智症照護的組織架構時，必須重視認知障礙的事實。

　　所以，照護時應如何實踐失智症照護理論以減輕認知障礙？以下案例可供作探討，例如：失智症患者半夜躁動不安時，乃因為患者水分流失而脫水，導致認知功能低下，必須補給水分才能讓他的認知功能恢復。

04 / 認知的結構

　　要照顧失智症患者，除了要對認知有正確的定義及解釋，接著還必須進一步理解何謂「認知的結構」，例如 圖2 。

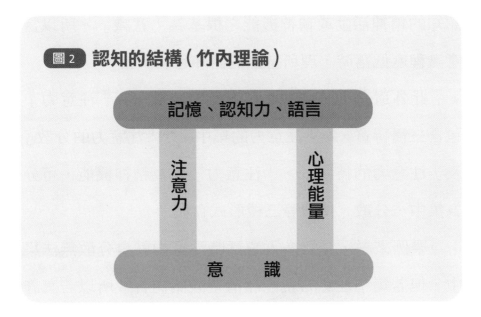

圖2 　認知的結構（竹內理論）

記憶、認知力、語言

注意力

心理能量

意　　識

我在擔任復健醫師時，曾經與物理治療師共同合作，針對「失智症患者腦部構造是否有高度機能障礙」為研究論文主題加以研究，那次研究中有許多以人類腦力活動基本構造為主的實驗研究。所謂認知就是對情境做認識、理解、判斷後連結所產生的適當行動。若發生意識障礙時，將無法連結適當的動作。

　　舉個極端的例子，沉睡中的人是無法對情境做認知的。因此昏睡狀態的植物人之所以對自己所處的情境無法認知，是因為他們沒有「意識」。由此來思考，所謂認知的精神活動或精神機能之根基為「意識」。所以當意識程度低落時，理所當然的認知也將失常。

　　此外還有「注意力」和「心理能量」。「注意力」包含三種特質，為「注意力的集中」、「注意力的分散」及「注意力的持續」。「注意力」作為精神機能，可分為集中、分散、持續等三種形式存在。

　　舉例來說，當很多人說話時注意力就會分散無法集中，但若集中注意力就能聽清楚談話內容。所以若有許

多重要的事情同時發生，則會分散人的注意力。例如在廚房瓦斯台上燒開水，同時在客廳看電視，此時注意力會分散在喜愛的電視節目上，而忘了燒開水之事，人類若無法集中注意力則很容易失敗誤事。另外，若在燒開水後還能注意時間，則稱之為注意力的持續。若不如此，則會忘記正在燒開水這件事。注意力所涵蓋的，就是這三點。

約莫 20 幾年前多數失智症研究論文中提及失智症是「注意力障礙」，但是不久又變更為「記憶障礙」。而我是當年的研究者，我也認同「失智症是注意力障礙」為正確的判斷結論。

另外「心理能量」是對某方面事物的精神能量，一般而言包含「興趣」、「關心」、「意欲」還有「熱情」，統稱為「心理能量」。人類會記得有興趣之事，而不在意沒有興趣之事。對於感興趣之事熱衷參與，對無興趣之事就提不起勁。這也是我們現今所談的失智症，對於情境認知不關心，所以無法進行認知。

舉例來說，喜愛畫的人在看畫時，一眼便看出畫中藍色的天空中刷著紫色，非常美麗。但對於畫並無喜好的人而言，就不清楚是否有刷上紫色。例如剛看完畫展回來的人，對不關心繪畫的人說：「那幅畫在藍色的天空中明快地刷上紫色，真是太美妙了！」，通常也只會得到「真的有刷上紫色嗎？」的回應，這是因為不關心而無法認知的實例。

　　所謂認知的結構是以意識為基礎，左右有二支柱。橫上有記憶、認知能力、語言等。若將記憶、認知能力等取下，則無法完成認知架構。因此人在睡著時不會進行記憶，還有無法集中注意力者較難記住事情，另外對沒有興趣的事情也無法記住。

　　談到「語言」，就像失智症患者談話、溝通和說服時所用的語言活動。和失智症患者用語言溝通或從言詞中獲得情境的理解是最困難的。因為語言是抽象的事物，如果工作人員說「吃飯嘍！」並且帶著裝滿咖哩的盤子來患者面前，患者就比較能夠理解眼前的狀況。但

若工作人員什麼都不帶，只是笑笑地說：「吃飯嘍，今天是吃咖哩飯哦！」失智症患者將很難令抽象的語言停留在頭腦中，這也就是失智症患者的問題所在。

　　以上所談的都是造成認知障礙的關鍵。前述患者在半夜躁動不安是因為水分不足，意識發生障礙，而使得認知的功能及基礎結構發生崩解。認知障礙多半發生於深夜，「這裡是哪裡？」「自己為何會在這裡？該如何做是好呢？」這些不當的情境認知讓長者的精神變得異常。特別提醒的是，令人意外的是當患者有強烈精神不安且不了解情境的時候，他們常常能夠在表面上將其不安長久隱藏起來，以致於工作人員無法由外表判斷出患者的不安感受。

05/
認知功能的退化

　　為何上了年紀的人認知功能降低，最後竟會演變或失智症狀態？原因為「生理性失智」、「身體活動」、「職務角色/社會關係」三種要素的變化。認知功能低下所導致的忘東忘西、反覆說同樣事情、誤會、弄錯生活習慣熟悉的事情等表徵，是輕度失智症非常初期的狀態，從 圖3 可以看到其間的相關。

　　身體的水分、飲食、運動不足及排泄不良、生病、受傷等原因，皆會引起認知功能低下。另外凱伍教授也表示，在工作的職務角色與社會關係中，「好友、伙伴、興趣」、「職務與家族關係」、「參與地域」都是影響失智症的個人相關要素。例如，好友身亡或是搬家後孤

獨子然一身、無法參與或融入所居住的社區活動等，都是引起認知功能降低的原因。

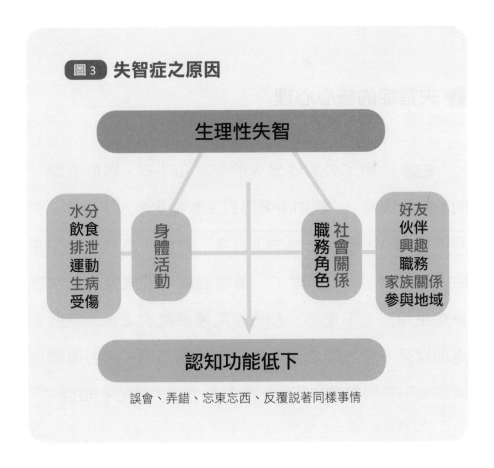

圖3 失智症之原因

生理性失智

水分
飲食
排泄
運動
生病
受傷

身體
活動

職務角色 社會關係

好友
伙伴
興趣
職務
家族關係
參與地域

認知功能低下

誤會、弄錯、忘東忘西、反覆說著同樣事情

06
失智症的核心心理
和周邊症狀之發展

① 失智症的核心心理

　　圖4 説明了失智症患者的混亂和不安，圖的右端一開始為「情境」，例如：突然對失智症患者説：「喂，你到前面來」。圖4 左端的「自身」對於此事發生開始產生「為什麼」、「怎麼了」情境混亂。大概發生一次就會產生惶恐、不安感。人的混亂連續數次之後，絕對會更加惶恐不安。接連而來的必定是孤獨感，面對周遭情境更加不安引起膽怯害怕，此為失智症的核心心理因素。

圖4 失智症患者的混亂和不安

失智症的核心心理

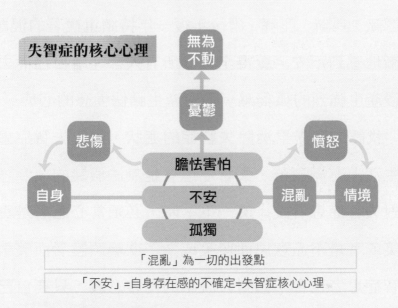

無為
不動

↑

憂鬱

↑

悲傷　　膽怯害怕　　憤怒

自身　　不安　　混亂　情境

孤獨

「混亂」為一切的出發點

「不安」=自身存在感的不確定=失智症核心心理

周邊症狀的發展

認知能力低下

↓

不清楚狀況　　令人害怕

混亂　　不安

對現實情境的固著化

糾結型的行為模式
糾結型失智症

游離型的行為模式
游離型失智症

回歸型的行為模式
回歸型失智症

失智症的人在外觀上是臉部無表情、看起來很沉穩、冷靜不在乎，但面對從早到晚不停改變的情境卻無法認識、判斷、理解，爾後年復一年持續重複著的混亂，漸漸地感到不安，覺得全世界所有人都遠離自己而去，慢慢產生強烈的孤獨感，進而產生膽怯惶恐的心態。

　　我認為應盡早消除失智症的症狀，因為失智症患者在生活上充滿痛苦。失智症患者是無法假裝的，照護者若對失智症患者說「笑一下」時，必須當心患者是真心的笑或者是不懂意思而傻笑或為了欺騙照護者而笑著。失智症患者也會不懂對方說話的內容意義，只要自己不懂就笑。這個和重聽長者的狀況是共通的，沒有什麼意思也會笑，連他自己也不知道在偷笑什麼，還有害羞的笑、不了解正確狀況而笑，這些絕不是高興的笑著。

　　失智症最讓人害怕的也就是不安感。因此入夜就會開始躁動的人，在入夜時因為水分的攝取不足，導致意識不清引起認知障礙而躁動起來，有時會出現試圖離開家門的行為，這是對於混亂或者是基於不安所做出的反

應。恐懼與不安的心理相當接近，不過恐懼是對於像學校的老師或周邊的人有著明確的對象。而不安感若依一般心理學的說法是對於不明確對象的恐懼。有很多對於不安有著各種見解的書籍，就我所知最淺顯易懂的是俄國的心理學家保羅 · 埃卡夫（Paul Eikhoff）所著作，他認為「所謂的不安就是未來變得空白」。也就是說對一個人而言，對未來的狀況會變成怎樣一無所知，人就會感到不安，這類害怕與害怕學校的老師或警察或者作者竹內等特定對象的恐懼是不同的。由於失智症患者對於今後的事情以及自己的未來一無所知，所以會恐懼自己未來不知會變得如何，進而產生不安。

◆「我將會成為誰呢？」

有一位阿茲海默症的病人，由於不知道將來會變成怎樣的失智症患者，所以將失智症疾病歷程的心理狀況寫成書。這位澳大利亞籍、名為克莉絲汀 · 波登（Christine Bryden）的失智症女作家所著的《Who Will

I Be When I Die?》（2003）一書，曾獲選為日本最佳藏書（註：台灣譯名為《親愛的，你還記得我是誰嗎？》）。

她原本是優秀官員，罹患阿茲海默症後對於「我未來將會變成什麼樣的人」產生強烈的不安感，因而在親友的協助下將她完整的心理歷程寫成書籍。

不知道從今以後自己究竟會變成怎麼樣的人，代表著連現在的自己究竟是什麼都漸漸變得不清楚，也就是說這種不安感會使一個人的過去、現在與未來慢慢變成曖昧不明的模糊存在。但她這樣寫道：「失智症並不是想像中那麼恐怖的事情。」

她在數年前寫了續篇《我將漸漸變回自己》。藉著這本書她找回自我，漸漸改善失智症。她不再像從前一樣陷入混亂，也不再害怕不安，而是非常正向的改變。不過弔詭的是，她的主治醫師卻說：「她的病情目前更加惡化」，因為醫生只靠腦部斷層檢查來判斷。然而她本人卻寫道「雖然醫生說我正在惡化，不過我卻感覺自己確實逐漸康復了」。克莉絲汀・波登的書相當生動，

作者內心受到連續的混亂及不安，可以說對失智症患者從早到晚一次又一次陷入混亂的痛苦煎熬有很深刻的了解與體會。對於失智，過去日本使用的名詞是「癡呆」，但那並非學術用語。對於與此相當接近的失智症表現，在現在國外稱為「慢性混亂症」，這樣稱呼就比較容易理解，也就是一直都處於混亂狀態的疾病。

◆ 失智症與憂鬱症

就人類實際的存在而言，最害怕的事就是「未知」，不知道從前的自己、現在的自己，以及未來的自己。我認為失智症的未明應該是患者心理最害怕的問題，特別是患者並非是單次的陷入混亂或不安中，還會產生第二次的循環反應。混亂或不安累積到一定的程度，就會對外發出生氣、憤怒的反應。另外也會有「遷怒自己、自我要求，責問自己是否有欠缺的部分？問題是否出現在自己身上？」的現象產生。例如以女性居多的失智症患者，會將尿失禁弄濕的內褲悄悄藏進抽屜，並會責備自

己「為何自己會變得如此？真是丟臉啊！」等「傷心系」的表現。另一位患者則是忘記自己眼鏡放在哪裡，便將過錯遷怒怪罪於妻子，即是將自己錯誤原因視為外在因素而發怒者的「憤怒系」表現。

而不管是自己覺得丟臉，或是遷怒於他人的表現，都無法改變事態，而患者也會逐漸陷入憂鬱。失智症的生物化學研究團隊曾經表示：「失智症和憂鬱症是完全相同的疾病。」由物質代謝方面來看就會如此。

於是，臨床患者常常因為舉止狀態不正常，被帶到精神科診斷為「憂鬱症」，並在開始接受治療一段時間後，醫生才修正表示：「原本以為是憂鬱症，事實上是失智症。」另一方面，一開始被診斷為「失智症患者」中途又變成「憂鬱症患者」的案例也是大有人在。憂鬱症的研究者中曾有人主張：「失智症是憂鬱症的一種。」失智症和憂鬱症是有如雙胞胎兄弟般相似的病症。失智症患者在日常生活中經常看起來相當憂鬱，若憂鬱症狀被強調的話，就會被診斷為憂鬱症；若將重點放在失智

症診斷的話，通常就會被診斷為失智症。

❷ 失智症的周邊症狀

在失智症的研究中，並沒有研究解說為何會產生周邊症狀。翻閱失智症的相關書籍，也只有核心症狀跟周邊症狀的描述。仔細檢視失智症患者，的確是由核心症狀開始，至於為何會有誤食面紙等異食症，或將廁所的衛生紙帶走之類的蒐集癖等周邊症狀，就不得而知了。

過去在「老人精神醫學」的專刊中，曾經以新福教授為中心，發表關於「失智症惡化」的雜誌專刊。當然研究者都是一流的學者，討論著失智症的惡化原因。若將失智症惡化原因歸咎於腦細胞的話，則「腦血管受損的出血或栓塞現象擴散及增加次數」皆可能是造成失智症惡化的原因，如此失智症惡化的原因便非常單純。另外還有阿茲海默症型失智症，隨著腦部的萎縮造成失智

症惡化，患者會出現周邊症狀，但是我們並沒有證據可以描述這其中症狀發展的過程。

然而新福教授在雜誌專刊中卻提出相反的看法，他提出「失智症的惡化和腦部機能損壞異常完全沒有關聯」的結論。對此我認為，心理機轉絕對會發展出周邊症狀，新福教授也暗示著這個論點。

當人累積混亂、不安，而內心被逼迫到極限時，對於情境的認知失敗，不久即會依照患者的人格或角色，產生個人獨特化的行為規律。例如個性頑固容易生氣的父親，具有對什麼事都會大吼大叫的人格特質，形成對外表現憤怒生氣的行為規律；還有發生什麼事都會經常自責的人格特質，患者則會一直鑽牛角尖，情緒、行為變得越來越憂鬱。因此若沒有腦部機能病變的證據，便只能朝心理方面去確認了。

總而言之，失智症患者像是常常被欺負的孩子，在面對他人時會帶有攻擊性的行為，其反應行為也將會固定化。因此，有一部分的失智症患者上廁所時，一定會

去拿衛生紙，因而衍生出看到面紙就會誤食的行為規律反應，我認為這就是周邊症狀產生的過程。

07/
失智症類型的全貌

圖5 是失智症類型的全貌，可分為六種類型。這是我與專家們最初在日本約昭和 55 年（譯註：西元 1980 年）開始關心失智症時蒐集了各種資料並做出分類，所共同命名的。最早發現的就是失智症可分出不同類型，我們將其整理類型化，並按其特性制定類型化的長期照護對策，最終目的是為了讓照護人員能夠依照各類型患者的不同特質，妥善進行類型化的長期照護。

❶ 依核心症狀分類

如 圖5 ，資料上方為「認知功能障礙」，這是屬

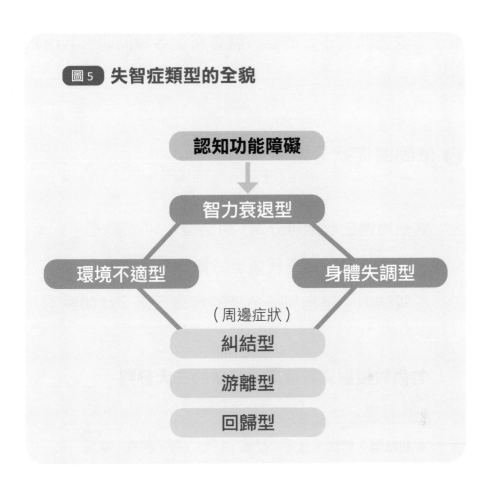

圖5 失智症類型的全貌

認知功能障礙

↓

智力衰退型

環境不適型　　　　　身體失調型

（周邊症狀）

糾結型

游離型

回歸型

於「智力衰退型」，此為純粹認知功能低下，在其他文獻中即稱為「核心症狀」。左下的「環境不適型」則是失智症患者在面對新環境時，對新環境有所抗拒。例如剛開始參加日間照護時，會粗暴的說「討厭」，表現出不肯吃飯、不肯洗澡等抗拒行為。另一個是「身體失調

型」，身體狀況不好的話，就會產生各種問題，其中包含脫水現象。

② 依周邊症狀分類

其他周邊症狀則可分為「糾結型」、「游離型」、「回歸型」三種。至於這三種類型的特質究竟為何？

「糾結型」是指對於情境的異常反應，比如說「亢

竹內教授對失智症周邊症狀的三大分類

- **糾結型**：對狀況有異常反應，行動亢奮、粗暴、徘徊、集物癖、喜歡黏人、異食。
- **游離型**：對於情境無反應、無感、無動於衷。
- **回歸型**：執著於過去美好的人生、緬懷於家或故鄉無可自拔、回到以前自己的那個時代的行動。
- 所有的反應（周邊症狀、異常行動）皆是由當時的情境產生。
- 情境＝契機

奮」、「粗暴」、「徘徊」、「集物癖」等。其中「徘徊」
的特質又分為三種類型，包括因亢奮而起的「繞圈型徘
徊」，與不知道自身在何處的「迷失型徘徊」，以及想
要回去已經不存在的舊居，像犯罪者徘徊現場的「回歸
型徘徊」。

　　此外還有蒐集奇怪物品的「蒐集癖」，以及「喜歡
黏人」的特質。此類的失智症患者可能在半夜沒急事卻
按呼叫鈴，護理師前去察看才發現並無要緊的事。還有
此類患者在日間照護職員走過身旁時，會嘮嘮叨叨地黏
在工作人員身邊緊跟不放，這種行為即稱為「喜歡黏
人」。演變到最後，就是眾所皆知的「異食」行為。

　　「蒐集癖」、「喜歡黏人」及「異食」這些被視為
一連串的症狀，也就是說蒐集物品、喜歡黏人和將物品
占為己有的行為模式皆屬之。

　　接著是「游離型」，這類型的失智症患者會發呆什
麼也不做，拿餐點過去也不會吃，若照護人員嘗試進行
餵食，他們也毫無反應，如同在現實世界裡的肉體與精

神已分離般。

　　稱為「回歸型」的失智症患者會回歸到他自己人生中最輝煌的時代，或回到他過去最美好的年代。

　　如上所述可將失智症分成六大類型，若了解其行為背後的原因將可協助其改善並消除症狀。

CHAPTER 2/
失智症的照護

01/
失智症照護之全貌

　　引起認知功能障礙的根源有諸多原因，因此當患者被診斷為失智症時，第一階段是要恢復其認知功能，共有「水」、「進食」、「排便」、「運動」四要點需要評估 圖6 。「運動」在國際學者的研究中，被認為占有極重要的位置，再加上重要的「水」。因為只要水分不足就會造成意識能力降低，身體機能變得不正常。然後再加上「進食」及「排便」，這在零尿布的過程是很重要的環節，而這四點也是失智症患者照護的根本原則。

　　我稱這四點為「基本照護」原則，只要遵守這個原則，就能消除大部分的失智症症狀。例如即便工作人員知道藉由超市購物活動可以治療患者拿面紙誤食的患

圖6 失智症照護全貌階段圖

第一階段

以「水」、「進食」、「排泄」、「運動」為中心，提高本身認知功能的照護，確實執行曾出現「痊癒」或者「大幅改善」的實例出現。

若情況仍不見改善

第二階段

判斷失智症的種類及依其種類給予各種適合的照護。若有效果，則持續進行。

第三階段

參加社區的集會活動，融入社區成為其中的一員。

者，但由於現實面還是會因為人手問題而無法實際進行。若在此時開始落實補充水分的治療，患者認知功能自然就會漸漸提升。兩個策略同時進行的話，患者就能

夠漸漸正確認知眼前的面紙屬於「不是吃的東西」。運用此策略而治癒改善的人為數不少，實際執行此基本方法，患者就會漸漸獲得改善。

若以異食行為的患者為例，就是要改善造成認知功能障礙的原因。若是水分不足的話就確實攝取水分，若症狀許久未改善就實行第二階段的購物治療活動。若是能在照護的第二階段明確判斷其失智症類型，則必能將病症消除根治。我們在實際案例中已經累積許多經驗，若失智類型的判斷出差錯，就會如同醫生誤診患者般，增加成功治療的困難度。所以是否能夠做到正確的判斷，最重要的是明確記錄其言行異常的「時間」、「地點」及「情境」。

02/
失智症的評估

　　失智症有六大類型，要判斷失智症患者為哪一種類型，重點在於是否能確實掌握「行為上的特徵」。若能掌握要領，則學會判斷失智症患者的類型並非難事。

　　何謂「行為特徵」？就是下頁 圖7 中的「行為觀察」中所看到的患者行為。確實記錄行動症狀的「時間」、「地點」、「情境」，並觀察其行為，如此可以了解失智症患者發生異常行為的原因。

　　例如：「半夜就會躁動」，是非常重要的特徵。「時間」為「半夜」，地點也許在家裡或機構等場所。至於「情境」，則可能是在「大家都已經睡著時」的各種情境下發生。

若觀察患者的行為，發現患者上完廁所時就會拿著衛生紙回來，可以推論他是「沒有去廁所就不會拿東西」的這種行為特徵。掌握行為上的特徵，分辨屬於何種類型，這就是失智症的評估。

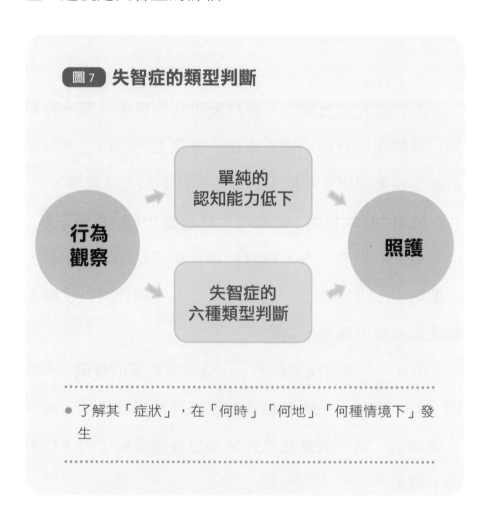

圖7　失智症的類型判斷

行為
觀察

單純的
認知能力低下

失智症的
六種類型判斷

照護

● 了解其「症狀」，在「何時」「何地」「何種情境下」發生

03/
不同失智症類型的行為特徵

❶ 身體失調型——以「激動」為主要行為

　　失智症類型以「身體失調型」點最多數，其中非常多的患者都是脫水現象造成。在一天活動中的脫水現象之變動，與剛剛提到的「半夜就……」之類的時間點其實有關係。若從早上、中午、傍晚、接著夜晚持續觀察失智症患者的行動，會發現患者在上午相當安靜沉穩，到了下午就開始變得情緒躁動不安。這種現象因人而異，也可能會在傍晚或者夜晚發生。就算安撫他入睡後，隔天早上又變回安靜沉穩的狀態，當工作人員以為可以

稍微安心時，到了下午或傍晚，患者又開始重複在半夜躁動不安的狀態。

一天內同時出現安靜沉穩時段與躁動不安時段，稱為「同日變動」。這原是憂鬱症的症狀：上午出現憂鬱情況，到了下午又變得較開朗沒那麼憂鬱。但隔天又如昨天憂鬱沉悶，到了下午又稍微變得比較開朗。從失智症六類型的行為特徵構造圖，可以看出首要原因就是脫水。圖8

若失智症患者水分不足，馬上會出現意識障礙。同時身體會變得無法活動，進而造成活動能力低落。如此一來身體將更容易疲倦，一疲倦則必定容易分散注意力，對事物漸漸不感興趣，失去對周圍的關心。脫水是影響認知功能障礙的要素，而且下午過後開始出現症狀為最大的特徵。

圖8 失智症六大類型的行為特徵

(1) **身體失調型 以「躁動不安」為主要的各種行為**

①脫水 日內變動 —— 午後 · 傍晚 · 夜晚的異常

②便秘 週內變動 —— 排便日的異常

③體力低下

④營養不足　　　　　　　　　　受到負面的刺激時

⑤活動力低下（臥床不起）

⑥急性病症、受傷

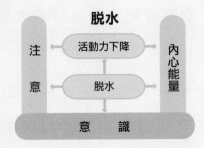

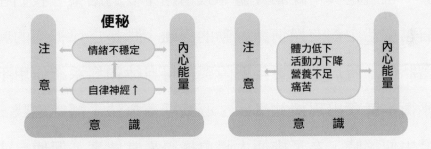

(2) **環境不適型 以「抗拒」為主要行為**

其特徵為直接面對新環境時出現抗拒

(3) **智力衰退型 困惑、誤會** 稱為「認知功能障礙」

(4) **糾結型** 以「孤獨」「壓抑」為重點

(5) **游離型** 整日發呆什麼也不做

(6) **回歸型** 回到過去相似情境，出現回歸症狀

身體失調型除了脫水以外還有其他原因，例如有便秘現象的患者，其失智症狀就會更嚴重。有便秘狀況的患者，特徵之一便是「每星期出現異常躁動不安的日子即是排便日」，和脫水狀況不同，脫水狀況是一天之內上午安靜沉穩，下午躁動不安。然而便秘者從早上就開始異常的躁動，需要經過下午或傍晚大量的排便後才得以安靜。

　　為何患者便秘會引起異常行為？因為經常便秘的人，排便時會因為腸道的自律神經異常而開始情緒躁動，也就是異常躁動亢奮導致情緒不安的結果。我們在日常生活中都有過情緒躁動的經驗，那是自律神經的興奮狀態。所以因為更年期障礙使得自律神經系統作用不平衡，就會出現情緒暴躁、心情低落無法平靜等症狀。發生便秘時，為了排便大腸會變得異常興奮，促使自律神經系統造成情緒不安定的狀態。如此一來注意力與對於事物的關心便無法持續，影響全身的認知功能。相對而言，排便後心情就會變得舒暢清新。患者偶爾會使用

軟便劑，從早上就開始數度排出軟便，刺激腸子活動，所以在排便過程中情緒會激動。然而體力弱、營養不足、活動力太少、平時幾乎沒有運動的患者，當遇到突發疾病或受傷時，會有著沉穩安靜的特徵，並無急躁不安的情緒。

患者因為來到日間照護機構過著發呆而無元氣的生活，所以當照護人員建議「一起玩撲克牌吧！」或者「一起去散步吧！」總是表示沒興趣，若是積極邀約的話還會突然生氣。這類狀況的原因大多都是因為體力弱、營養不足或活動力太少所引起。

居家照護的失智症患者因為進食少，幾乎可以直接看出其營養失調的狀況。家屬確實準備了餐點，但患者大多無法吃完。而當剩下食物，家屬詢問「已經吃飽了嗎？」由於患者回答「嗯」，家屬只好撤收餐點。因為如此，患者的營養不足程度可說令人震驚。東京失智症日間照護機構做了營養調查，發現有的患者一天最低營養攝取量只有 600 大卡。每天從居家前往日間照護機構

的失智症患者，大都是瘦弱型，且 BMI 值也很低。體力弱、營養不足、活動力又少的患者會因為突發疾病或受傷感到痛苦，同時注意力也會低落，對周遭事物漠不關心。但是便秘、體力弱、營養不足和脫水不同，脫水會侵入意識，但便秘或體力差等原因則不會發生意識障礙，只是會變得不關心。

❷ 環境不適型——以「抗拒」為主要行為

「環境不適型」的患者之行為特徵在於面對新環境時會有抗拒行為。當開始參加日間照護機構時，一開始會全盤抗拒所有的人事物。

在實際案例中，有位居家照護男性失智症患者每個月回醫院看診一次，每次到了醫院的候診室就開始躁動不安。這是對環境不適應的類型，雖然每月一次到醫院就診，但上個月來過的記憶早已忘記，對患者本人而言，醫院又算是全新的環境，所以產生許多焦慮。

❸ 智力衰退型 —— 充滿「困惑」與「誤解」的行為

「智力衰退型」的患者會有困惑或誤解，看起來驚慌膽怯的樣子。情緒激動的患者常會問：「我該怎麼做才好？」或頻繁問著「這裡是哪裡？我想回家」，正是因為認知功能障礙，對於這個地方場所的認識和自己的關係無法連結而產生崩潰離散的狀況，症狀就此開始。

❹ 糾結型 —— 粗暴、集物癖、黏人、異食症

之前內文提過，周邊症狀當中出現「粗暴」、「集物癖」、「喜歡黏人」及「異食症」就屬於「糾結型」。透過觀察發現言語粗暴、性情暴躁的人，都是進入長照機構後對事物的抵抗，被機構照護人員「提醒」後開始出現的反應。所以當用餐吃飯時，若聽到照護人員提醒「請不要掉飯粒或灑落等」時，會突然發怒生氣説「不

准掉落?! 我自己喜歡怎麼吃就吃！」，本人會產生「我被壓抑了！你管我要不要掉飯粒！」等想法。

「集物癖」、「喜歡黏人」及「異食症」這一連串的症狀都是因為「孤獨」所引起的。所以只要能消除患者的孤獨感與症狀就能治療。而壓抑其語言舉止後會變得性情粗暴的患者，若不再使用壓抑方法就能夠改善。用字遣詞千萬不要讓患者感覺言行被壓抑，所以絕對不能說：「不准掉飯粒！」這樣的話語，而是要用隨性放任的心態說：「嗯！沒關係，待會擦乾淨就行了。」

⑤ 游離型——發呆、心不在焉

「游離型」的患者就是一整天發呆、心不在焉，因此幾乎無法做任何事。游離型和身體失調型的營養不足、活動少、若有什麼不愉快的話會發怒生氣等情況類似，但必須加以區分。這兩型最大不同之處在於身體失調型為營養不足、活動少的案例，且用餐時會大口大口

的吃著。而游離型已經脫離現實生活，所以無法確認眼前的餐點就是自己的，也不敢開動吃飯。因此，從用餐的現象就可以有效區分這兩者的不同。

❻ 回歸型——回到過去美好時光

「回歸型」的患者會回到與過去相似的場景，且回到過去最美好的時光。如果老奶奶是失智症患者，會哄著洋娃娃。對女性而言，結婚生子、初為人母、照顧孩子的時候是人生最美好的經驗。所以大部分的女性患者會抱著洋娃娃，彷彿回到自己年輕時代，剛開始照顧嬰兒的媽媽角色。

我第一次遇到回歸型的患者是在老人養護中心，患者原是國道鐵路局職員，每當夜晚 9 點準備睡覺熄燈後約一個小時就會起床，大喊「出發前進」。就算安撫勸說要他去睡覺也沒用，且每隔一小時就起床巡邏一次，準確執行「出發前進」的動作。對他而言，在國道鐵路

局的時代中，值夜勤的職員較少，而他擔負著調度列車行駛的重責大任，也算是他最輝煌的青春歲月吧。

04
失智症照護的四大原則
（竹內教授理論）

① 依類型來照護

目前為止所提的失智症照護，都是以言行舉止異常的行為特徵來判斷其類型，再依照各種不同的失智症類型做適當的照護，除此之外還有四項共通原則，如下頁 圖9 。第一項原則即是依類型提供照護，例如辨認出失智症患者類型，再依表一執行照護策略。

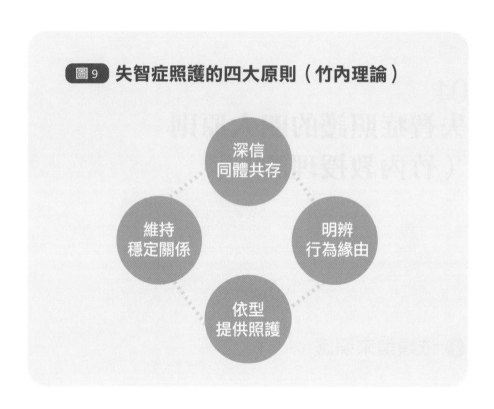

圖9 失智症照護的四大原則（竹內理論）

深信
同體共存

明辨
行為緣由

依型
提供照護

維持
穩定關係

② 深信同體共存

「同體共存」簡單來說，就是照護人員應避免對失智症患者所表現的異常行為感到骯髒、精神異常、厭惡等局外人的鄙視態度，因為這對精神上生病的人非常不好。現任京都大學精神科名譽教授木村敏教授曾筆述，

專業人員在面對精神疾病異常的患者時，包括醫生、護理師、治療師及照護員在內的工作人員都不能以局外人的態度來面對患者的行為表現，而必須了解並與其同感，即所謂「同體共存」、「痛苦共同體」。

但是對於照護人員或護理師、醫生、物理治療師、職能治療師、心理治療師等專業人員來說，有時很難體會失智症患者心中的痛苦。

為何有如此說法？失智症患者會因為孤獨感而對身旁的人使用暴力。若各位在養護機構裡遇到這樣的狀況一定會問施暴者：「怎麼了嗎？」，然後會說：「不可以打人」或「被打的人會很痛吧」。在說完後腦海裡一定會無意識的想著：「此人正因為是失智症患者所以做出奇怪的動作」，而以行為異常、骯髒、恐怖等第三者角度來評量患者。

木村敏教授也說：「健康的人面對眼前的情境會有各種選擇。」例如：這裡擺放了一杯飲料，正常的人可以完全不去碰它，也可以一口氣喝光，當然也可以只喝

一口就放著，也可以喝一半以上，所以對於眼前的單一情境，正常人有無數的對應選擇。但失智症患者或憂鬱症患者面對眼前的罐裝飲料時，他們會不得不選擇打開後大口大口喝完。這就是精神生病患者的特徵。雖然我們在選項中有許多的選擇機會，但失智症患者只會選擇一項，是自己選擇做的行動，但卻又像是被逼著不得已而做的樣子。

木村敏教授是精神現象學這個獨特領域中的世界級權威學者，現象學的思考模式曾提及「被迫得對眼前所面臨的事情做出決定」，這在現象學中稱為「預知性的知」。平常思考事物的理性及知性更加深所有的本能性預知，例如：對於在走廊角落小便這個行為，會對自己說「這是不正常的」。對於有這種矛盾衝突動作的人，我們理解後應懷著「無奈與悲憫」的感情是非常重要的。因為這並非是他所想做或所喜歡做的事，更非想達到什麼目的才做的事。瞬間的情境讓患者只能被迫的選擇在走廊角落小便，而在患者本人當下心中則是「不能做這

件事，卻又要做這件事？」出現想要停止其行為而又無法停止的矛盾心理。

　　面對患者自相矛盾的情緒，並非針對隨地小便行動，而是針對患者會有矛盾行動感到「無奈與悲憫」的情感。能體會這種情感的瞬間就能夠和患者形成「痛苦共同體」，感受到患者的痛苦、煩惱或病痛等感同身受的關係。

　　當長期照護人員能夠對患者的行為感同身受時，就會改變態度站在患者的立場思考。所以當患者出現在走廊小便的行為時，若感到「骯髒」而產生「必須擦拭清理，真麻煩、討厭」之類的想法時，就會偏離這原則，必須有感同身受的「痛苦共同體」，對患者以「同體共存」的態度去相處。面對精神疾病患者，照護人員及照護家屬之間必須要有感同身受而「同體共存」的態度。

表1 **失智症類型的照護**

失智症類型	照護策略
身體失調型	運用「水、飲食、排便、運動」調整
環境不適型	與專業照護人員建立信賴關係
智力衰退型	協助患者增加對情境的認知
糾結型	消解孤獨感、停止使用壓抑方式
游離型	製造「角色」
回歸型	隨同進入其過去的情境

❸ 明辨行為緣由

　　第三個原則為「明辨行為緣由」，也就是了解其行動背後的原因。失智症相關研究領域裡有二位相當值得推崇的教授，一位是之前所提過的木村敏教授，另一位則是新福教授，他曾著《罹患失智症後的行為：此人一生的回顧》一書。

　　許多人都會認為自己快要成為失智症患者，但失智症患者常有其固定的行為模式。例如：對新事物總是有

強烈的挑釁意味，在長照機構內爭論誰對誰錯或經常和機構管理人員爭論挑剔，這類型為「糾結型」的患者。

遇到對患者而言屬於困難不易懂的話語時，就會說「我不會處理，我不懂」並走開，這就是「游離型」的患者。

想像著各種故事情節，並沉迷於想像世界中的浪漫主義者，則為「回歸型」的患者。這是新福教授理論和我的理論連接的橋樑。

前述在走廊角落裡小便的例子，我們必須要了解並接受患者的行為。若一開始就對此有所抗拒的話，之後什麼解法方法都無法處理；也不能跟照護人員說「身為社會服務工作人員不可以苛責患者，必須這樣接受」等義務性的話語。

我們應該要試著了解患者的人生經歷，並從中發現他每三天出現一次隨意小便的行為緣由。追溯發現患者年輕時或孩童時的生活經歷中有只要不如意就會出現踢飛木板等讓人瞠目結舌的規律動作，所以可以理解為何

他會有故意隨地小便，自暴自棄的行為。

　　對於照護失智症患者有豐富經驗的人員而言，必須了解失智症患者的行為舉動，和他的人生經歷過程之間有著密切的關連性。照護人員能夠瞬間理解患者是「因為曾有那樣的人生經歷，才會做出這樣的異常行為動作」。所以照護人員和患者之間的關係因理解而改善，患者因病情穩定而改善失智症狀，這也是一種高效果的懷舊療法。懷舊療法是聆聽患者的過去，透過敘說往事的過程，改變治療師和患者之間的關係。用感同身受的治療方式使患者痊癒。所以第三個原則就是可以運用懷舊療法回溯人生經歷，是很重要的過程。

❹ 維持穩定關係

　　第四個原則是「維持穩定的關係」。不要隨意改變失智症患者周遭的人事物，以及周圍的環境，要建立安定穩固的環境。因為失智症患者對情境的認知功能有障

礙，對於所處的周遭環境事物一直都是處於眼花撩亂的狀態。

　　關於失智症照護的四項原則已闡明如上，區分不同失智患者類型以進行照護是四項原則之一。就較高水準的養護機構的經驗而言，若能依不同的失智類型進行照護，加上提升認知功能為目標的基本照護，同時針對患者提供個別的照護，此外再徹底實行其他的三個原則的話，應可消除患者的異常行為。

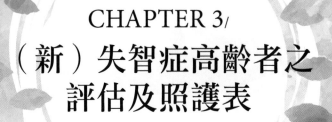

CHAPTER 3/
（新）失智症高齡者之評估及照護表

01

言行異常及其發生之情境

　　請看 表2 （新）失智症高齡者之評估及照護表。在開頭的「言行異常及其發生狀況」處，可填入吵鬧、興奮、粗暴等言行之異常行為，再分別填寫是在「何時」、「何處」、「何種情境下」發生。若有兩種症狀，下面可接著寫上言行異常 2。

02/
失智症的類型與照護計畫

　　接著要在「失智症之類型與照護計畫」的框架下進行類型判定。類型判定若是正確，照護也相形容易。如果是「環境不適型」，便要協助患者盡快適應環境。環境是由「人」與「物」構成，由於無法做到積極地習慣「物」，因此要讓患者先習慣「人」。而照護機構要決定負責照護人員，此人需勤於接觸患者，儘早建立熟悉的關係。

　　在日間照護機構由同一名負責人員以巴士接送的做法相當有效。一周兩次的執行時間中總是由相同的職員負責接送，而在搭乘巴士時就可以聊很多話。這樣一來患者在短時間內就會記住對方的臉。一旦記住對方的臉，就可以算是習慣了對方是誰及自己身處的環境。

表 2 （新）失智症高齡者之評估及照護表

機構號碼：＿＿＿＿＿＿　　患者號碼：＿＿＿＿＿＿

使用者姓名		填寫者		填寫日期	年　月　日
言行異常及其發現狀況（分別記述言行之異常狀況）	言行異常 ①（何時）（何處）（何種情境下）				

生活狀況與照護計畫

生活狀況		照護計畫
1 日之水分	ml	
1 日之進食	Kcal	
排便狀況腹瀉	（　）日 1 次□無□有	
急性疾病、受傷	□無□有	
日常活動性	□每週有 3 日以上外出□有將自己關在家中的傾向	
散步或運動	□幾乎每天□幾乎沒有	

失智症之類型與照護計畫

類　　型		判斷依據	照護計畫
身體失調型			
環境不適型			
智力衰退型			
問題行動型	□ 糾結型		
	□ 游離型		
	□ 回歸型		

　　在「身體失調型」方面，如果判斷是脫水，便要補給水分。如果判斷是便秘，便要治療便秘，讓排便頻率比一週一次更多一些。

　　「糾結型」則有因壓抑而產生症狀或因孤獨而產生症狀的差別。在壓抑方面，不要採取壓抑或制止之類的言行。患者一旦有孤獨感，就會出現蒐集癖、異常黏人、異食症等因孤獨引起的症狀。想要去除其孤獨感，馬上會連想到結交同伴，但他人會因為嫌惡而不肯與患者結交為朋友。我們依此發展出來的照護方法是嘗試營造不

會讓人產生孤獨感的時候，因而有了「購物照護」。我們每週帶患者到附近的便利商店或超市購物兩、三次。如此一來邊走邊看時便不會感到孤獨。

　　大家去逛百貨公司，在看各式各樣的東西時應該也不會感到孤獨吧。孤獨感這種東西在個人意識關注向外在環境時是感覺不到的，意識向內心時才感覺得到。之前當我們察覺到這一點而將重度異食症患者帶到超市後，患者當天異食的次數便急遽減少了。如果持續這樣的治療，有些患者在兩個月後便不再有異食的情形發生。

　　我們在一開始時曾認為「游離型」無法治療，不過由於這類型的患者脫離現實，因此我們試圖提供結合現實世界與自身的媒介，並發現最有效果的是「找出角色」這件事。我們的目的是以角色做為媒介，並與現實連結產生的效果。目的在營造出患者過去所熟悉而習慣的工作情境，患者便會逐漸穩定回到現實中。

「回歸型」的特徵則是：現實世界配合患者演出過去身處的世界後，患者便會回歸到現實世界。前面提到喊出「出發進行！」的前國鐵職員，不知從什麼時候開始定下了一個規則，只要在 10 點聽到「出發進行！」的聲音，值班人員就要到他身邊對他敬禮，並說：「站長先生，今天的業務結束了，辛苦了！」如此一來他就會回答：「喔，辛苦了。」並回禮然後就寢。但到了 11 點他又會起床，因此值班人員得再說相同的話。12 點時他還會再起床一次，值班人員又得過去。不過超過了 12 點以後，因為他本人也累了，睡著後就不再起來了。隔天他又會開始做相同的事情，因此值班人員還得採取相同的措施。這樣過了約一週，症狀便沒有再出現。

　　另外有的患者會說：「我要回某某地方去了」，便起身走動，我們則會對他說：「我也剛好有事要去那附近，那就一起走吧！」陪患者一起走。走了一段時間，當患者的表情看起來滿意了以後，如果對他說：「今天就到此為止，先回照護機構去吧！」患者便會同意回來。

也就是說對患者而言，只要有人肯好好接納那個想從辛苦的現實回到懷念的過去裡的自己，他就會覺得「現實好像也沒那麼差嘛」而回來。

如果判定是「回歸型」的患者，則要清楚看出患者想要回到的世界，並從該處來配合。這樣一來患者便會回到現實的世界。但是「回歸型」也最會讓人產生是否該加以治療的疑問，畢竟那些回到過去的患者看起來很幸福。前國鐵職員在喊出口號時的神情非常爽朗。因此難免會讓人疑惑，是否該將如此幸福的人帶回這個產生了認知障礙，引起混亂與不安的現實中呢？

如果沒有確實做好行為觀察，確實整理記錄言行的異常是在「何時」、「何處」、「何種情境下」發生的，會越來越混亂。如果好好整理這些資訊，就比較容易進行類型判定。言行異常經過縝密檢驗後，常會出現許多像是「以為是身體失調型，但其實是智力衰退型」改變判定類型的例子。

因此希望各位記住，行為觀察是失智症患者照護非常重要的關鍵。同時我們也必須記住，如果不盡早除去失智症的症狀，失智症將會成為患者的一大憾事。此外我們在日常生活中也必須反覆進行評估，確實掌握患者的生活經歷，並由此訓練了解患者平時為人的個性。

CHAPTER 4/
失智症照護
的困境及突破

01 /
現今失智症照護的困境

　　80 歲的李老先生在兩年前開始出現嚴重健忘的現象，日常言行也明顯異常。他到鄰近的醫院看診，醫師診斷為「阿茲海默症型失智症」，並且讓李先生開始服藥治療。

　　然而他的狀況仍逐漸惡化，最近明顯出現異常行為症狀，例如總會在接近傍晚五點時開始變得躁動且四處走動，看到東西就會拿起來隨便亂放，當身旁的人問他「你怎麼了？」時，李老先生總是答非所問。

　　這樣的症狀隨著時間流逝越來越嚴重，行動也變得越加激烈，而且不論晴雨晝夜都一樣想跑出去，就算跟他解釋當下不適合外出，他也聽不進去，如果阻止他的

話，他的眼神會變得很兇惡，每天直到半夜累了或是想睡了才肯上床。負責照護他的 79 歲妻子感到十分煩惱、也非常疲憊，她說：「再繼續這樣下去的話，我一定也會病倒的。」

❶ 充滿挑戰的失智症患者照護

現在讓我們來討論一下，看了以上患者後你會怎麼做？由於失智症患者出現異常行為，也就是醫學上所稱的症狀，事實上患者如果去除異常行為後便能回到像從前一樣安穩的生活，當然也不會對任何人造成困擾，所以他們便不算是失智症患者了。

讓我們回到患者的狀況思考一下，李老先生的行為症狀在傍晚時分便開始變得不穩定且隨著時間加劇，直到深夜覺得疲倦方休。我想問：「如果你是照護人員會怎麼做？」也就是說，「如果是你的話，有辦法去除從傍晚開始的異常行為嗎？」我想誠實的人應該都會回答：

「我沒有把握。」當然不論是誰都會想要採取一些行動來幫助李老先生，然而卻少有人能夠具有完全的自信，即使費盡心思想方設法後嘗試進行，並確實消除了李老先生的異常行為，但若又出現類似行為的其他患者，恐怕也不敢期望可以用相同方法去除新患者的異常症狀，這就是照顧失智症患者最令人感到無奈之處。

❷ 亟待建立「失智症照護理論」

日本厚生勞動省（譯註：日本衛生福利部）在「2025年之高齡者照護報告」中曾提及：「目前仍未確立失智症之照護理論」，我認為這點至今仍未改變。實際上我們對於失智症患者的照護依然束手無策，然而患者卻年年激增。

這裡將探討「為何失智症之照護尚未確立」，並由此出發，介紹我所倡導的失智症照護理論。雖然有許多人將此稱為「竹內理論」，但就我而言，它的意義取決

於大家如何看待目前尚不明確的「失智症照護理論」。
「竹內理論」大半刊載於年友企畫所出版的《失智症照
護——治療失智症之理論與實踐（2005 年）》，或者在
精簡版的《治療失智症家屬指南（2008 年）》中也能看
到。這些書籍出版已久，且可藉由這段時間中的許多真
實案例驗證其成果。這裡除了加上近年來的理論發展，
還希望將「竹內理論」以更容易了解的方式提供給各位
知道。

　　失智症的照護目前陷入束手無策的困境，而且也看
不到未來能有所改善的任何光明前景，深究其根本原
因，我認為在於尚未建構一個「失智症照護理論」，並
且即使尚未確立理論，目前也極少有人朝「失智症照護
理論化」努力，讓人不得不擔心且感到絕望。而最不幸
的首推失智症患者本人，儘管心理狀態十分艱苦，卻沒
有任何人能幫助他。以李老先生為例，「從傍晚開始變
得不穩定，隨著時間逐漸加劇，到了深夜才因累垮而入

睡。」你覺得在這好幾個小時中，李老先生自己的心裡真的都沒有任何感受嗎？

而在這患者例中，第二個不幸的人便是與李老先生共同生活、不得不肩負照護李老先生責任的妻子。試想李老太太的處境，進入高齡期後她本來可以過著安靜平穩的老年生活，然而李老先生突然罹病而使李老太太每天身心都備受煎熬，甚至連自己也有可能會撐不住，怎麼會是這樣的老年生活呢？

❸ 期許自己成為「失智症照護專家」

其實在某種意義上，照護機構的照護人員和患者家屬一樣不幸。雖說照護人員下班時間到了就能離開患者身邊，但每天卻都必須在不知如何照護、也沒人可以教導的情況下，面對需照護不同類型患者的壓力，即使身為職業照護人員想要面面俱到，對各種不同失智症患者進行照護工作，但自己的想法和經驗對於多樣化的患者

狀況，卻完全派不上用場，這當然也算是一種不幸。

　　所以從以上思考，我們的確必須儘早成為「失智症照護專家」才行。包括失智症的照護人員在內，選擇擔任照護的人雖然是照護工作的「從業人員」，卻未必能算是「專家」，因此不能把從業人員與專家混為一談。再說得更明白點，在我看來失智症照護的領域中目前多半是「外行人」，而即使是失智症照護的專職人員也有一半的人都還處於外行人的程度。最具代表性的例子，就是「排便照護與換尿布」。如果執行的專職人員在照護患者的過程中並沒有考量建立起患者獨立自主的排泄能力，只是單純協助換尿布的話，那就是外行人的行為了，因為在本質上這算是一種「誰都能做的工作」。

　　即使一般民眾看到照護人員熟稔地幫患者換尿布時會覺得：「年紀輕輕就這麼會照護人」，卻不會認為這份工作是「要有專業技術才能做的」，簡單來說就是心裡「會佩服，但不會尊敬」。原因在於幫人換尿布幾乎

是所有女性或許多男性都有的經驗，不會讓人覺得這是
需要專業技術的艱難工作。一般人對於照護失智症患者
的照護人員，大概也是這麼看待的吧？

　　回頭來談剛剛提到的李老先生。他從傍晚開始便變
得不穩定，即使旁邊有看護人員陪同在側，協助解釋也
不見好轉，反而變得更嚴重。試想身為照護者的太太如
果看見這樣的情景會怎麼想呢？一定會覺得：「這個專
業人員的能力其實跟我差不多」。如果讓一般人覺得「跟
我一樣」、「我也會這樣做」的話，他們就不會把照護
人員視為專業人士。

　　即使我說「失智症照護領域目前還是外行人的世
界」（厚生勞動省也如此表示了）（譯註：厚生勞動省
即日本之衛生福利部），各位聽到了也無須過於失望。
要讓外行人變成專家，理所當然需要「教育」，由於目
前沒有人在進行這樣的教育，所以當務之急就是「教
育」。而目前的現況是，沒有人知道「要教什麼」以及
「如何教」。

當然如果失智症的教育內容不涵蓋在養成教育之內的話，難以符合厚生勞動省和文部科學省（譯註：即日本之教育部）的要求，所以課程中的確是編列了失智症患者照顧的內容，但是教科書能發揮作用的重點卻很少。說得坦白點，根據教科書進行的教育徒具形式，此外，失智症照護特別是證照研習會等活動，也是同樣的情形。

　　我會有感而發說出以上這些觀點，是因為我曾經研究過比失智症照護容易很多的「身體照護」相關研究論文主題，我們探討「獨立自主的排便」這項重要的照護課題，於教科書中是如何編寫與如何進行教育。這個研究主題是由我的碩士研究所學生直接進行研究探討，針對所有以「看護福祉師養成講座」（譯註：類似台灣「照護服務員」的工作）名義出版的教科書，從過去到現在的修訂版在內，是如何敘述「獨立自主的排便」的重要性，以及是如何進行教育的。

但研究分析了許多教科書之後，我們得到了一個重要結論：

照護福祉師的基礎養成教育中，並沒有關於「獨立自主的排便」之具體教育內容。

❹ 擔負起建立照護理論的責任

從負責照護的業界來看，照護失智症患者面臨的問題可說是比前述「身體照護」更加嚴重許多。

目前失智症的研究主要由醫學學者進行，其研究核心簡單來說就是「腦的研究」。一方面「失智症的腦部研究」已經進行到腦細胞基因的等級，另一方面也同時進行由此發展出「失智症腦部活動與相關的藥物」開發。

而我們照護領域所需要的是「照護理論與方法」。由於進行腦研究與治療的學者因為領域不同，並不關切失智症患者的照護問題，此現況實在令人擔憂。

並非腦研究與治療的學者冷酷，追根究底是因為專

業領域的分配或是責任範圍不同的緣故，這樣的例子其實很常見。

「腦中風」就是一個例子。腦中風其實正確說來是腦血管障礙，乃由於腦部血管出血或阻塞所引起的「疾病」。前者稱為腦出血，後者稱為腦梗塞。許多腦中風是因為高血壓及高血脂症等疾病而產生，大家都知道，主要負責患者整體研究及治療的是內科部門的「循環內科醫師」（註：台灣為神經科）。

另一方面，許多腦中風會引起半身不遂或失語等「障礙」。我們必須注意到疾病與障礙並不同，因照護福祉師的基礎養成教育中，並沒有關於「獨立自主的排便」之具體教育內容，有些患者雖然發生腦出血或腦梗塞，卻沒有麻痺或失語的障礙發生。大家都知道負責這種「障礙」問題的是「復健科」。復健科醫師與神經內科醫師，還有物理治療師及職能治療師等專業人員的工作範圍也都完全不同。

患者希望可以治療「疾病」，同時治癒「障礙」，

也就是讓血壓趨於穩定不再復發，並改善半身不遂及失語的障礙，回復原來的生活。這種「疾病」與「障礙」的關係，可代換為醫學上疾病的「醫療」與「照護」的關係。

失智症相關研究者及醫師多專注於其醫學上的病因診斷及治療，因為那是他們負責的工作範圍。即使臨床醫師關心照護與看護問題，卻也不是他們所能插手的領域。就像診斷出高血壓及腦血管障礙的內科醫師，即使關切患者半身不遂或失語的障礙，也不能將之視為是自己能插手的範圍。因此就失智症的研究而言，沒有失智症的照護經驗，就無法產生以失智症照護為本質的研究。

厚生勞動省的報告中還提到「失智症的治療……現在還在發展階段」，更正確來說，應該是「尚未開始著手」。雖然沒有人受到正確教育，但照護人員每天都還是必須面對失智症患者。因此照護人員本身必須建立失智症患者的照護理論，這是對患者的倫理責任。

在此我呼籲必須推動「照護人員創造照護理論」的社會角色，這樣的歷程我們過去已經在「脫去尿布」等幾項獨立自主的照護中獲得驗證。

在全國老人福利機構協議會及照護能力提升的講習會中，打造出許多「零尿布特別養護老人之家」的「脫尿布理論」，便是由該講習會在照護中建立起來的。目前還打造出了「廢除胃造瘻口、正常飲食」的理論。同樣的，失智症照護理論也是如此，如果不由照護人員建立起來，要由誰建立呢？

❺ 拋棄未經深思熟慮的「口號」

建構失智症照護理論，首先要拋棄輕率而未經深思熟慮的「口號」，例如：

1. 依照患者的樣子去照顧他

站在失智症患者照護的第一線，儘管目前確實沒有

讓人可以信賴的方法，但卻充斥著許多「未經深思熟慮的口號」，而且自居為「照護應有態度」的狀況。例如在失智症患者照護界常有句話說：「順著那個人的樣子去照護他」，由於我認為這完全稱不上是照護的方法，所以我稱之為「口號」。以剛才提到的李老先生為例，我們來思考一下這句話：「照著李老先生的樣子去照護他」，具體來說應該要怎麼做呢？怎樣才叫做「照著李老先生的樣子照護他」？

必須提醒大家注意的是：照護人員會講出這樣的話而使自己在不知不覺間接受，但李老先生的異常不會有改善，會變得更加激烈。當照護者運用這類無意義的話語來解決患者問題時，患者是不會有任何進步的，因此我建議應該先整理出平時會說出來的這類「口號」。

2. 要親近患者，才能妥善照顧

另有一句未經深思熟慮的口號稱做「親近照護」，這概念在過去曾經非常流行，目前因為已經過度使用而

退燒。不過我個人認為這並非好的照護原則。曾有執行的人員説過：「雖然親近了患者，卻什麼也沒改變。」以我個人的看法，應該是説「與失智症患者親近」這件事本身根本就無法做到。

讓我們進一步想想「親近他人」，究竟是什麼樣的情形？

我曾經看過號稱「實踐親近照護」的影片，據説是照護機構用來教育照護者而製作的影片。

在影片中，男性照護人員靠近並擁抱一位患有失智的老奶奶，並且磨蹭老奶奶的臉頰。這個場景似乎是親近照護中的一種方法，但在我看來實在愚蠢。

◆ 他們是否曾思考過，老奶奶被工作人員擁抱時是什麼感覺？

◆ 到底工作人員的擁抱，目的是什麼？

◆ 如果工作人員的目的是要讓老奶奶感受到親近感，這樣做能達成嗎？

他們完全沒有顧慮到在這個擁抱行為中，失智症患者會如何認知接近自己並且擁抱自己的年輕男性？在這樣的情境下會有什麼感覺？而且我在意的一點是，在另外看過幾個類似的擁抱情境，全都是由年輕的男性工作人員擁抱老奶奶，也就是男性擁抱女性，沒看過老爺爺被擁抱的景象。另外好像也沒看過女性看護人員擁抱男性患者的景象，這只是年輕男性的喜好嗎？

⑥ 只有專家才能留在患者身邊

日本心理學家河合隼雄先生曾表示：「專家就是可以留在患者身邊的人。」也就是說外行人無法一直待在患者身邊。要做到親近患者首先必須要待在患者身旁，但由於外行人終究是外行人，因此沒有辦法做到。

如果眼前有個受傷流血的人，醫生是不會撒手不管的，但是外行人便有可能會轉身離開。

專家能夠繼續待在該處，是因為他扮演了治療與照

護傷者的角色。為了扮演好這個角色，專家會觀察事態、評估狀況、思考原因、尋求治療及照護的方法。所謂「專家」，不只是知識層面的問題，而是要有「實際行動」做為背書。專家要有能力，才能對患者不離不棄。另一方面，即使是專家，如果不清楚自己該做的行為，當然就無法待在需要自己的傷者身邊，例如若患者傷勢過重而不知該如何治療，治療者便無法一直待在傷者身邊。

換句話說，專家之所以能一直待在患者身邊，是因為知道自己的角色與目的。

然而親近李老先生又會變成怎麼一回事呢？

親近者即照護者，需自覺正扮演著安撫李老先生隨著時間趨於激烈的不穩定行為之角色，因而能待在李老先生身旁。接著照護者會想要知道不穩定行為是從何而來，也就是「原因」為何，如果想不出原因的話，便無法待在李先生身邊。

如果抱著「不知道原因是什麼，但就是會異常躁動」的看法，便很難持續與患者親近。所以照護第一線人員

會拼命去思考患者躁動的原因，例如：是不是發生了什麼他不喜歡的事情？還是因為他有什麼想要做的事，但卻不知道該怎麼做，所以才會躁動？

但由於這些都只是猜測，因此無法找出原因，處於「哄也沒用，發出詢問也得不到清楚答案」的狀態，如此一來，照護人員很快就會疲憊，最後照護人員還是沒有辦法親近失智症患者。

家人雖然也是照護上的外行人，但與照護人員有所不同，當家人擔任照護者時，由於有很強的意識要安撫李先生的躁動狀態，所以即使不知道要做什麼，也會堅持陪同失智症家人，即使是因為不得不陪伴，仍會堅持下去。看護人員可以選擇離開，但家人不會。

另外要有夠能成立親近照護的條件。首先失智症患者必須認知到親近他的照護人員是誰，為什麼接近他，這對失智症患者而言在本質上是最困難的一件事情，因為如果患者能清楚辨識這些，代表他沒有認知障礙，當然也就不算是失智症患者了。

在照護第一線，工作人員比較能接近看起來像具有親近行為的患者，也就是屬於「乖巧型失智症」的患者。如果有粗暴、躁動、不穩定或異食症等「激烈行為」的患者，照護人員便無法展現其親近舉動，也就是說工作人員會依患者的行為症狀選擇親近的對象。就像上面所說明的，親近照護並不像過去所說真的在臨床實踐，而且對於一些身心備受煎熬負責照護患者的家人而言，要他們做出「更加親近」的行為也是很殘忍的要求。

02/
缺乏對失智症及認知障礙的了解

　　延續前一節文章的討論，即使一直倡導親近照護，「親身」這件事就本身無法做到。

　　就像前面所提到的李老先生，面對晚上會變得不穩定甚至粗暴的患者，一般人只會束手無策，做不到稱得上是照護的事情。為什麼會有這樣的狀況呢？原因有好幾個，不過最根本的原因在於不了解「失智症」與「認知障礙」等名詞中的「失智及認知」到底是怎麼一回事。不只是平時參與失智症患者照護的人，有時候連擔任失智症研習會的講師，其實也都不清楚「認知」到底是什麼。雖然每個人都知道失智症是由認知障礙所引起，但不了解「認知」究竟是什麼，未免也太不負責任了，但

這並非玩笑話！

❶ 了解失智者的「認知」及「認知障礙」的重要性

　　所謂的認知，是指人對自己身處之「情境」進行「意識」、「理解」、「判斷」的綜合性精神作用，這就是所謂的「認知定義」。

　　我們經常處於「情境」中，從早上起床到晚上睡覺為止，情境不斷在改變，而我們會在情境變化時「瞬間」掌握認知情境。

　　例如：早上睡醒睜開眼睛，在那一瞬間，只要不是睡得很迷糊，通常便能掌握住「現在是早上」、「我是在家裡房間的床上」等關於「這裡是哪裡」之認知。然後會想「現在幾點了？」，看時鐘確認時間，如果時間是7點半左右，便會迅速掌握住「起床」、「梳洗」、「吃早餐」、「該上班」等「應該要做的事」。這個從醒過

來的一連串行動經過文字表達雖然很長，但其實只是一瞬間的事情。

認知障礙所導致的結果就是產生「與情境不符合的行為」，這樣的行為稱之為「異常行為」或「廣義的行為障礙」，過去也曾稱之為問題行為，在醫學上稱之為失智症的「症狀」。

情境認知

- 「意識」是指知道「這裡是哪裡」，或是「這裡是什麼樣的地方」。
- 「理解」是指「這個地方」與自己的關係。簡單來說就是「為什麼我會在這裡？我是誰？」
- 「判斷」是指了解環境、環境與自己的關係，以及自己該怎麼做，並選擇做該做的事。

- 所謂的認知障礙就是指，在某種情境下，對於「這是哪裡？」、「我是誰？」、「該怎麼做？」的其中一項或全部無法辨識的情形。
- 不知道這是哪裡——意識的障礙。
- 不知道自己為何會在這裡——理解的障礙。

❷ 人永遠無法脫離「情境」

　　另外，我們還必須知道，即使是一瞬間，人類也無法脫離情境。換句話說，人從早上起床到晚上睡覺為止，時時刻刻都處於變化的情境中。這個事實顯示人必須瞬間認知瞬息萬變的情境，並採取符合該情境的行動。

　　我們試著思考看看，從早上醒來到出門上班為止的短暫時間中，會出現多少情境？不斷變化的情境絕對會多到讓人吃驚。接著來想像之前提到李老先生的認知，即認知障礙的內容。在案例中，李老先生到了晚上便靜不下來，會到處走動想要外出，並以粗暴的言行對待制止自己的家人，而李老先生所在之處其實就是自己家中。推測李老先生的狀況可能是：

1. 缺乏「自己身處之地的意識」之認知。所以他對於「現在是晚上，差不多是要上床睡覺的時間，且這裡是自己和家人都應該安靜下來的地方」之意識瓦解了。這

種「對地方的意識」不正確的情況，是指他並非「沒有意識」，而是「意識成別的地方」。這是因為「情境總是要求我們認知並行動」，可以說情境是以強迫的性質逼著我們，我們在情境中是被動的做著選擇。李老先生是如何意識「這是哪裡？」，也就是晚上自己家中的這個地方到底是哪裡呢？最容易猜想到的是他可能並不把這裡當成自己家，而把它意識成了其他陌生的地方。

2. 認知作用的下一個要素，也就是對於該地與自己的關係之掌握：「為什麼我會在這裡？身在此處的我是誰？」是否確實運作呢？如果不知道這裡是哪裡，也就不會知道自己為什麼在這裡了，當然就無法連接「地方」與「自己」關係。

3. 在接著下來的「判斷」部分又是如何呢？也就是選擇自己應該採取的行動。

❸ 意識、理解、判斷

結果就是李老先生會設法想要尋找自己「認識的地方」或「自己應該在的地方」，讓自己心情平穩下來安身立命之地，並意圖外出。

當在照護講習會討論時，會有人回答異常的行為應該是有「理由」的，並想把理由找出來，且向患者詢問「為什麼一定得去外面呢？」希望藉此找出外出的「理由」並加以應對。

然而遺憾的是事實上並沒有所謂「要外出的理由」，這類的問題似乎是在期待聽到患者說出「要去以前的公司或醫院」，或是「出去是為了辦某某事情」等。照護人員期望藉由問出「外出目的」，以便能回答「現在是晚上，公司／醫院已經關門了」、「明天再去吧」，但這種作法完全沒有抓到重點，因此李老先生的不穩定狀態會一直持續到他累了睡覺為止，然而此時照護人員往往早已經精疲力竭。

由於工作人員想掌握照護的線索，因此試圖找出李老先生外出的理由卻失敗。這是因為理由根本不存在，存在的只有「李老先生無法認知情境」的這項「根本原因」。如果「不認識自己眼前的這個地方」及「這個地方與自己的關係」、「這是哪裡，為什麼自己會在這裡？」，任誰都會陷入混亂狀態，開始感到不安。這種「混亂」與「不安」才是導致李老先生「不穩定」、採取與當時情境不相符的行動的真正原因。若不穩定行為反應得更強烈，就稱為「譫妄」。

03／
未理解情境與失智者的關係

    現居住於老人養護機構的張女士患有失智症，經常出現粗暴的言語或行為，無論是機構裡的工作人員或其他老人，只要接近她，她都會用力揪住對方，甚至揮拳相向。工作人員採取的方法，是在暗中監視張女士的行動，設法不讓其他老人靠近她，萬一不小心發生其他老人遭到張女士的粗暴對待時，工作人員則會跑到張女士身邊制止她，並向受害者致歉。

    若工作人員非得靠近她不可，則會密切注意張女士的行為，在她一有動作時迅速避開並小心接近。

    工作人員在照顧張女士時，也發現幾個會讓她情緒轉壞的關鍵時機：

＊用餐時，若工作人員對她說：「吃飯時別將飯菜灑滿桌」，她會突然大怒。

＊更換尿布時，工作人員若翻動床單，她也會突然生氣並對工作人員展現粗暴行為。

＊入浴時，在更衣室裡不願脫去衣物，對工作人員暴力相向。

由於張女士的失智症，導致每天反覆發生言語或行為上的暴力，因此工作人員需要謹慎防止意外，一旦發生就須處理後續事項，讓大家不勝其擾。

工作人員努力想要發掘令她發怒的背後原因，猜想：「大概有什麼令她不高興的事吧！」但仍舊無法找出真正的答案。

我們可以思考一件事：張女士的暴力行為，是毫無由來的。若張女士是為了抵抗工作人員的不當對待才出現粗暴行為，那麼就不能算是「異常行動」，而是「正

當行動」了。

❶ 認知障礙導致情境連結失敗

　　由此可得到一個結論：其「根本病因」是「認知障礙」。首先針對「所處場所的認知」來思考。張女士是在老人養護機構裡，那裡能夠給予患者許多的照護，盡可能提升患者的自立能力，直到改善失智症狀為止，最終目的是為了能讓患者返回家中。張女士是在這個機構接受照護的患者，老人養護機構對於張女士以及所有入住的老人而言是個設備佳且舒適的環境，所以張女士根本不需存有敵意。但張女士是否能認識環境並了解她所居住的地方是養護機構呢？答案當然是「否」。

　　當張女士對這個環境不了解或不認識時，就無法掌握並正常連結環境和自己、以及其他入住者和自己之間的關係，因而隨時抱持著對人的警戒心，導致為了防身而去攻擊別人。

失智患者無法理解所在的場所和自己有什麼關係，特別是當場所的情境連結著「人物」，失智症患者常會曲解「他人和自己的關係」，進而產生粗暴的異常行為。若患者意識到「此場所的此情境與自己是敵對的」，就會出現粗暴行為，若進一步又被工作人員「抑制」或「禁止」時，粗暴行為就會更加嚴重。

　　針對張女士的粗暴行為做深入的觀察後，可了解到她的「特性」。那就是當工作人員或其他入住者想從張女士的正面接近時，她就會出現揪人的動作。若不是從正面，而是從側邊或從身旁接近她或與她說話，甚至催促她做些什麼事情時，張女士則不會有粗暴行為。

　　對張女士而言，當人們從正面接近她時，她會出現用手阻撓或阻擋的動作，她用自己的行為舉動，希望讓抑制者能夠理解她的不滿。

　　至於在用餐、入浴時所發生的抗拒行為，必須從張女士過往的人生經歷進行了解之後，即可發現端倪。

❷ 帶有「壓抑」意味的言語及行為讓症狀惡化

事實上，工作人員之前曾在吃飯時對張女士說：「不准將飯菜灑在桌上！」這句話被張女士誤解成有「壓抑」的意思。

為了更換尿布而翻動床單的行為，對患者而言則是打斷了她的休息時間，讓她暫時無法休息。這種因為休息時間被打斷而發生的粗暴行為，一般稱為「照護抵抗」。

在更衣室也是如此，因為患者本人並不了解她正處於入浴場所中，脫衣服是為了要洗澡，所以不能夠理解工作人員脫自己衣服的動作，加上對自己和工作人員的關係也不了解，因此想要制止這樣的動作而出現粗暴行為，這也稱為「照護抵抗」。

「照護抵抗」是照護人員制止或抑制患者，因而引發患者本人的曲解而引起的行為動作。專業照護人員若能理解這個過程，不要出現讓患者感受到被制止或抑制

的言語，就能夠掌握此類患者的照護方法。

總結來說，張女士的異常行為症狀原因是「認知障礙」，應將此發現視為改善她症狀的契機。

> 「原因」和「契機」的關係，原因為「認知障礙」即是認知功能降低，而在此應將「認知障礙」視為契機。

❸ 改善失智症狀，朝治癒失智症邁進

在此我們要先釐清一個觀念，失智症涵蓋「精神障礙」，因為失智症並不只是身體疾病。

舉例來說，憂鬱症也是老年期精神方面的代表疾病，「有症狀」時代表有疾病需要治療，若「沒有症狀」，就等同於沒有疾病需治療。例如：心情憂鬱、食慾不振、睡不著、對未來悲觀等自覺症狀稱為「憂鬱症」，若

施以適當的治療方式而讓症狀消失的話，就可以宣稱為「憂鬱症治癒了」。

失智症也是如此，對於「行為異常」或「行動障礙」的失智症患者，若能順利治療其症狀的話，其失智問題就不那麼大。

最難治癒的是伴隨著「記憶力減弱衰退」的症狀。由於人隨著年齡增長，其記憶力會逐漸減弱衰退，但那是自然發生的，不被歸屬為疾病。例如：現在人的記憶力減弱狀態乃是人類自然衰退過程，那能將所有記憶力衰退的人都視為失智症患者嗎？事實上目前無法判定。

如精神疾病患者，會依照發生情形診斷和治療「症狀」，並根據不同症狀決定「診斷病稱」。例如有「心情鬱悶」症狀，往往被診斷為「憂鬱症」。

精神無法集中的症狀，以前稱之為「精神分裂症」，現在則稱為「思覺失調症」，即是統合性精神異常。

另外身體疾病的症狀最終還是會出現於身體的表徵，所以疾病治癒和症狀消除其實並不一樣，也會被以

不同方式看待及追蹤處理，此點失智症與精神障礙非常不同。例如：患有膽結石的患者有黃疸等症狀，依據內科的治療的確可以消除黃疸症狀，但是若未將膽結石移除，就不能算是「治癒」。

大抵而言，大部分因「生活習慣」而引起的疾病症狀，並不會被直接稱為疾病。例如：因膽固醇引起的病因稱為「高血脂症」，幾乎所有人都是沒有症狀的，因為只能從血液檢驗報告得知。所以若失智症的症狀能夠消除，就幾乎等同於治癒。

如同先前討論所述，所謂失智症患者若以目前醫學理論是難以理解的，然而若由本理論開始照護，可說是朝向「失智症患者的真正治療」邁進了一大步。

❹ 情境與人的關係至為重要

前面我們提到失智症是因認知障礙所引起的症狀並呈現病況，人的認知能夠清楚掌握自己所處的「情境和

行動」做連結等運作。現在我們接著詳述有關失智症和認知的基礎，以及關於認知對象的情境。由於現今「失智症照護」尚未確立關鍵原因等理由，或許有人會認為以下的推論太快，其實這都是因為對這個問題的探究及知識還不夠充分的原因。

「情境」是什麼呢？與環境有何不同？

1. 我們總是生活在環境中

我們的周遭充斥著人、建築物、花草樹木和自己所拿的物品等，也就是充滿著「人」和「物」。周遭有什麼樣的人群？在什麼樣的街道？任職於哪家公司？又和什麼樣的家人住在一起？簡單的說，這些就稱之為「環境」。

但是仔細觀察經常出現在生活中，這個環境中所出現的「人」或「物」，隨著時間一次又一次的出現又消失，消失又出現，包含不同的人、物等許多現象。

2. 眼花撩亂的人和物轉變成「情境」

由相同的人和物所形成的「環境」，加上「時間」因素所構成的概念，即成為「情境」。換句話說，「情境」是指「環境」隨著「時間」而變化的狀況，如 圖10 。

以下讓我們用實例來將這兩種不同的概念加以說明。首先我們想像某人在自己家裡渡過一整天的場景。

假設有位王先生，他的住家是一棟位於住宅區內，屋齡 20 年的 2 層樓木造建築，附近無高聳的建物，所以日照採光及通風都很良好，且綠地多。周圍是都市計劃用地，但相對的往來車輛也越來越多，在吵雜的都市裡，這已經算是安靜清幽的，家裡成員有王先生本人、妻子和就讀於中學的女兒。

王先生在自己家裡和家庭的狀態稱之為「環境」。某個星期一，王先生的鬧鐘在 6 點 45 分響起，聽到鈴聲他立刻起床，到浴室盥洗、回臥室換衣，然後到餐桌前吃完太太準備的早餐後，7 點 45 分出門上班前往公司。這個動作流程每天都一樣，描述的就是「情境」。

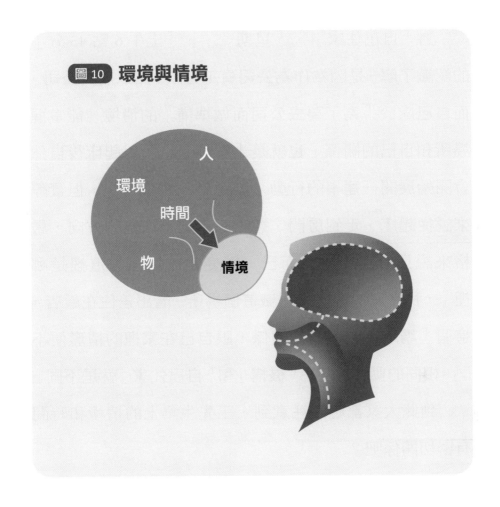

圖 10 環境與情境

人

環境

時間

物

情境

首先,最初的情境為早上 6 點 45 分,由自己住家的床鋪開始。先前我們曾討論「認知是對於此情境的認識(這裡是什麼地方呢?)、理解(和自己是怎麼樣的關係呢?)及判斷(那麼該如何做好呢?)」等論述。

對「自己住家」、「星期一」、「上午 6 點 45 分」
的認識了解，是因為作為公司員工必須9點以前到公司，
而自己處於「為了要去公司而做準備」的情境，能掌握
場所和自己的關係，也就是「理解」，所以起床後自然
會開始展開一連串的行動。雖說是一連串動作，但實際
來說從起床、走到房門、經走廊走向盥洗室的方向，嚴
格來說只有這幾步路而已，就變化成場所「這裡是哪
裡」，我們每次都反覆認識這個場所。若出差住在飯店，
這個「場所」和自己的關係，跟自己在家裡的情形便不
同。相同的動作，但在「機構」和「自己住家」就是不同。

到此大家都應該注意到，王先生早上的情境和時間
有密切關係吧？

「早上 6 點 45 分」、「早上 7 點 45 分」為了上班
而出發，除此之外當天還有「星期一」這個時間因素。

3.「情境」與「時間」有著強烈關聯

時間是產生情境的要素，王先生與在家中幫自己準

備早餐的妻子，有著相同的「環境」。形成這樣環境的事物隨著「時間」出現又消失，於是製造出了人在某個時間點的「情境」。

> 「情境」是由形成環境的人或物，搭著「時間的列車」出現然後消失。

環境包圍著人的全部生活，可以說它影響了人的生活樣貌，創造出人及物的空間。而其特徵是「文化」深植於環境整體中。更進一步來說，王先生與王先生的環境，是透過他的家人之間角色的連結而形成。尤其從家人及家庭來看，就更容易了解。

而「情境」則可以說是從這樣的環境隨著時間不斷流逝，經過細分化的環境。情境與環境不同的特徵之一就是「時間」，另一項就是情境對人而言擁有的「意義」。例如：王先生了解星期一早上 6 點 45 分在家中的時間意義為「須起床準備上班」。

對情境的「意識」與「理解」，也就是了解其與自己的關係所意味的正是了解這個情境的「對自己的意義」 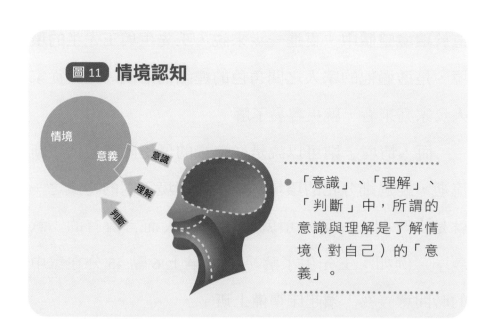。希望各位記住，這對於了解失智症患者的行為是非常重要的。

情境另一項不可忽視的特質是：「情境會不斷要求人以行動來回應」。

王先生在早上 6 點 45 分醒來，瞬間認知了自己睡在床上，起身並往門的方向走去。走出房門後是走

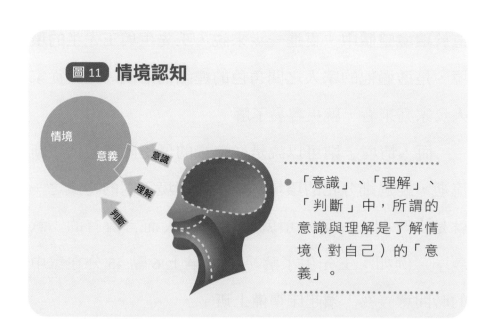

圖 11 情境認知

情境

意義

意識

理解

判斷

● 「意識」、「理解」、「判斷」中，所謂的意識與理解是了解情境（對自己）的「意義」。

廊，於是他改變方向往右方廁所的位置走去，停在浴室前……。就像這樣，新的情境會不斷逼著王先生必須產生行為以回應，如下頁 圖12 。如果沒有採取這樣的行為，就會變成「王先生會一直睡下去」、「無法順利走出房門」、「走到了和浴室相反的方向」等。情境時時刻刻都在變化，並且要求王先生對變化做出正確回應，可以說是「強制要求」。

如果無法正確回應情境的變化，便會引起情境與行為的不協調，產生對情境的「不適應行為」，這便稱是失智症的症狀或異常行為。事實上文化與角色建構於環境中，而「意義」則建構於搭著時間列車不斷來訪的「情境」中。

情境會急著要求人的行為回應。

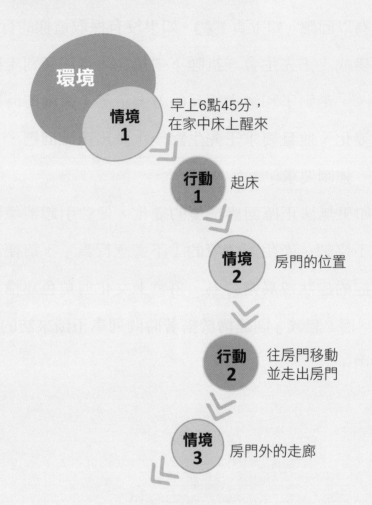

圖 12 情境會不斷要求行為反應

環境

情境
1

早上6點45分，
在家中床上醒來

行動
1

起床

情境
2

房門的位置

行動
2

往房門移動
並走出房門

情境
3

房門外的走廊

❺ 人類依靠話語了解意義

不僅是失智症，各種照護中經常會使用到「話語」，我們將之稱為「對話」。

說出親切話語的照護人員雖然會覺得對方理解了自己的話語，但真的是這樣嗎？如果身為照護人員，必須認真思考這個問題。

既然情境所傳達的意義是藉由「話語」來了解，因此話語的重要性不言而喻。讓我們回到王先生的案例。

王先生在「自己家中」於早上 6 點 45 分醒來。這個情境顯示了他要起床上班並開始準備的意義。但是如果王先生是睡在距離公司走路 3 分鐘的旅館，這一天他是在旅館醒來的，又會是怎樣呢？早上 6 點 45 分起床準備上班就沒有意義了。因為到公司只要走路 3 分鐘，他只要在 8 點左右起床就可以了。也就是說在旅館的 6 點 45 分和在自己家中的 6 點 45 分，其「意義」是不一樣的。

6 點 45 分在旅館醒來，這個情境的意義是藉由「這裡不是自己家裡，是公司附近的旅館」這樣的對話所知道的。這因為是在心裡或在精神中的對話，稱為「內在語言」，思考或思索事物全都是由內在語言進行的。相對於此發出聲音說出來的對話稱為「外在語言」，有時候內在語言也會直接以外在語言的形式說出來。

王先生身處旅館的早晨，可能會實際從口中說出「這裡不是自己家裡啊」。一般人可能會認為「對話」是人與人之間的事情，但「旅館的房間」這個「物的世界」的認知也是藉由語言建立的。

❻ 話語的意義會隨著情境改變

雖然情境的意義是藉由語言來說明了解，但情境若為物與人之中的「人」的時候，話語則具有隨著情境改變意義的作用。例如在照護機構時，工作人員會向入住者說「快要中午了喔」，根據說話時的情境，這句話會

愛斯基摩人有數十種形容「雪」的辭彙

日本人對於下雪,會用「靜靜地下」、「吹雪」來描述,對於雪的狀況則會用「雪花」或「粉雪」之類的詞來形容,但愛斯基摩人卻有數十種關於雪的辭彙,對於降雪的情景加以區分及認知。

日本有許多關於雨的辭彙

相對於此,日本關於雨的辭彙,則比英語等語言多出很多,能對於雨的下法加以區別及認知。話語會以描繪世界的方式進行認知,沒有話語的話,認知就無法建立。

有以下的意義:

快要中午了喔!

→單純告知時間(傳達訊息)

→請去餐廳吃午餐(指示或命令)

→我帶你去餐廳喔(提出援助)

情境的意義雖然是以語言了解，但語言的意義會隨著情境改變，也就是產生所謂的相互影響而循環的關係。要解決這種狀況，就必須了解說出「快要中午了喔」這句語言的背景。

◆ 這裡是照護機構
◆ 我是住在這裡的受照護者
◆ 現在對著我們說話的人是這裡的（照護）工作人員
◆ 接近午餐時間都會通知「快要中午了喔」
◆ 這正是圍繞著照護機構入住者的「環境」

也就是說，要了解情境的意義，就必須正確認知環境。如果能正確了解自己身處的環境，便能正確認知隨之而來的情境。

❼ 記憶所扮演的角色

「失智症是以記憶障礙為核心而呈現出各種症狀的

疾病」──這樣的說明經常可以看到，也廣為一般人所知。但我認為這樣的說明是誤解的根源。

我認為應該這樣解釋：

◆ 失智症是因認知障礙而引發，進而呈現出各種症狀的疾病。

◆ 「記憶」是「認知」這個功能能夠正確運作的「一項要素」。

讓我們先回到先前王先生的例子。假設他像平常一樣在 6 點 45 分醒來，不過不是在自己家中，而是因為工作關係而投宿離公司 3 分鐘路程的旅館。他「想起」：「這裡不是家裡，而是旅館」，這會讓他覺得「可以再多睡一下」。「公司附近的旅館」對王先生而言，可說是當時的環境。而記憶會正確認知環境，帶來對早上 6 點 45 分這個情境的正確認知與應對措施。

「快要中午了喔」的提醒，也會讓入住者想起「這

裡是照護機構」、「我現在住在這裡」、「這個提醒是在通知要吃午餐了」等自己身處的環境而能夠正確認知。這也可說是記憶的作用。從結論來說，與其說記憶是為了認知，倒不如說記憶是情境的背景，對於協助情境認知的「環境認知」有發揮作用幫助。

這是因為記憶是記住「某個事實」，並想起這個事實，而「某個事實」是固定的，並不像時時刻刻都在變化的情境那樣是動態的。另一方面，環境本身和情境相比，是較為固定的。更重要的是環境具有「是在過去被設定好，而非現在產生出來」的這項時間性特徵。

王先生身在「旅館」這個環境的事實，是在昨晚入住時所產生，而非今天早上醒來時發生的。簡單來說，環境的認知大部分與「想起」過去發生的事，例如環境的設定有關，可以說記憶中的「想起」掌握了重要的關鍵。與此相較，或許可以說此時此刻發生的情境其本身的認知與記憶並沒有直接關聯。

但是像之前提到的，情境會「搭著時間的列車」從相同的人及物所構成的環境不斷產生，因此環境與情境並沒有區分得那麼清楚，把記憶的角色理解為「負責環境認知」會比較好。這暗示著還有其他機能與情境的認知有關。

04
失智症與時間感混淆的關連

1. 「飯還沒煮好嗎？」某位 30 至 40 分鐘前才吃過早餐的失智症患者這樣問道。

2. 「今天當隔壁夫妻吵架的和事佬真是累死我了！」一位過去常幫人仲裁糾紛的失智患者，把很久以前發生的事說成像是今天的事。

3. 「這個月的生理期差不多從今天開始，所以不洗了。」平常總是會畫好妝，整齊穿著和服的 83 歲女性居住在失智症病房時，對於前來通知午後洗澡時間的護士這麼說。她活在自己 18 歲時的世界裡（羽田澄子導演・岩波電影「失智症老人的世界」）。

前面提到，情境會搭乘時間的列車不斷到來，我們會隨著情境改變對其正確的認知，並做出符合情境要求的行為。我們及失智症患者又是如何理解隨著時間變化的情境，以及「時間」本身呢？上面舉出的 3 個例子是失智症患者身上常見的現象，我們可以從他們身上感覺到在生活及人生中與時間有關的異常，特別是第 2 及 3 的患者。

　　在這三個例子中所説的「情境」是指「此時」的狀況，不是昨天也不是明天。在説到「認知此時的情境」時，會有可能不清楚「此時」這個現在的瞬間嗎？如果是的話，那認知「此時的情境」這件事本身就有可能從基礎崩塌。「不知道現在的時間」這個現象在醫學上有時稱為「定向感障礙」，會用「有時」這個説法是因為我對於這是否該稱為定向感障礙仍存有疑問。所謂的「定向感」包括了各種內容，與「認知」的作用可説完全不同，不過這個問題我想等到後面再來重新討論。話題先回到失智症患者的時間問題上面，我想這可以稱為「時間感」。

像 1 的例子常常被說成「忘記已經吃過飯」，好像被視為一種記憶障礙。2 的情形又是如何呢？

我們會解釋說很久以前的事好像是今天剛發生過的。在這個情形「隔壁夫妻吵架」和「當和事佬」是事實，因此若用通俗的說法可以說只是「搞錯」時間。3 則是我命名為「回歸型」的症狀，患者會回到過去的美好時光並做出行動。在失智症中雖然是少數，但確實有些人是回到了自己過去最懷念、最活躍的美好時光，這從以前就為人所知。

將這三個我們覺得似乎和時間感覺有關的例子列出來，看出每件事情和它本來應該發生的時間之間有了落差後，就能進行統整性思考。

現在事件	原本的時間
吃早餐	吃早餐時間
當夫妻吵架的和事佬	很久以前的某個時間（某個時點）
18 歲時的行為	18 歲時

❶ 所有的行為及事件都能在時間中有所定位

認知這項作業最終會與對應某情境做出的「行為」做連結。包含行為在內，由製造出該情境的相關要素所構成的東西叫做「事件」。接下來在不同情況下，我有時會使用「行為」這個詞，有時會使用「事件」這個詞，但可以把它們看成是一樣的。

另一方面我們要試著思考時間究竟是什麼？時間與行為或事件有怎樣的關聯？時間是一個哲學性的考察對象，許多人以「時間論」來對此進行探討。

時間包括了顯示在「時鐘」上的時間，以及隨著每個人的感覺而有所差異的主觀時間感覺。當說「現在覺得 80 年的人生真是短暫」時，是在講述此人對於 80 年這個時間的時間感覺。時間還具有一刻都不會停止，不斷持續的「連續性」之特性。時間公平地包容著所有的人及事物，人無法由此逃脫。因此行為或事件全都在時間的洪流連續中被確實掌握著。人在出生後成長發育，

然後變老，在這當中的所有行為和事件，都在時間的連續之中，像是念珠的珠子般排列。我們可以把時間想成串珠子的線，行為及事件則是念珠。

在成長發育的過程中，一個人的「人格」會逐漸塑造起來。有人主張人格形成是否能順利無礙，可能與「時間的連續性」有關，精神學家溫妮寇特（Winnicott）的理論認為，幼兒的行為會被母親所接受，而其一致性與持續性會使幼兒意識到「時間的連續性」，並藉此產生對於過去、現在、未來的時間區分，這會令身處於時間洪流中的「自己」產生自我意識，如 圖13 。

溫妮寇特認為，對於連續的時間產生扭曲感，是精神疾病患者的特徵，在幼兒時期的愛受到剝奪者，即現代稱為「邊緣性人格障礙」者，也會對時間感到扭曲。另外她也認為，雖然預期很有可能會受到處罰，但重複犯罪的人也有可能是對於「現在的犯罪」與「未來的處罰」間的連續性認知薄弱之故。

我運用了溫妮寇特的人類發展理論，並試圖探討

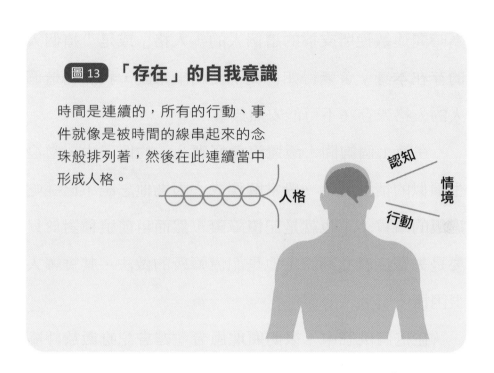

圖13　「存在」的自我意識

時間是連續的，所有的行動、事件就像是被時間的線串起來的念珠般排列著，然後在此連續當中形成人格。

人格

認知

情境

行動

「失智症與時間」的問題，是因為我相信前面所舉出的三個例子，都是喪失了時間連續性所導致。

❷ 失智者的「時間連續性」／「連續性意識」遭到阻斷

像這樣解釋失智症患者的時間意識時，問題在於因

為時間連續性所支撐的這個人的「人格」或是「這個人的存在本身」會變得如何呢？從結論來說，我認為這個人的人格或存在不可能安然無事。

在第 1 個詢問「飯還沒煮好嗎？」的例子中，當發生類似的情況時，一般常解釋成「因為他忘記了已經吃過飯的事實」，也就是記憶障礙，然而目前這種對於只要是失智症就立刻認定他是記憶障礙的做法，其實讓人很困擾。

在這個例子中，很明顯地患者並非忘記吃飯這件事（例如要怎麼吃飯），或是忘記人一天要吃三次飯這個習慣本身，因為他在催促著要吃飯。詳細地說，他不是忘了「已經吃過」這件事，而是應該說他忘了之前吃飯的「時間（時刻）」。另外，「飯」還沒「煮好嗎？」這句話的背後，潛藏著提問者對於從上次吃飯的時間來看，下次要什麼時候才能吃飯的連續性之疑問。換句話說，在這患者例中，可以看成是「連續性」遭到阻斷。

❸ 若時間連續性遭阻斷，現在、過去、未來將逐漸喪失

　　時間的連續性會讓人清楚意識到過去、現在、未來，並確定一個人的存在。相對於此，若喪失了連續性，過去、現在、未來將變得模糊而難以區分。而非常神奇的是從 2、3 的例子可以看到，「現在的自己」會搬到「過去的自己」中。然而時間的洪流是無可動搖的，對時間而言，過去就是過去，現在就是現在。現在搬到過去這種事情是不可能的，活在現在的人就只是活在現在而已。像 2、3 曾回到過去的人的例子，它們將會把整個過去搬回現在。2 的例子中，擔任隔壁夫妻吵架和事佬這件過去的事情和患者一起回到了現在（即今日）。在 3 的例子中，則帶著 18 歲的自己回到了 83 歲的現在。不用說，因為患者認知活在現在的是 18 歲的女孩，因此當然會有生理期。

　　像這樣來看，失智症患者會將過去投射到現在、活

在現在，或許也可以說：「只能活在現在中」。而這應該也會對隨著「時間」不斷出現的情境之認知，造成不小的影響，因為幾乎所有情境都具有連續性。

④ 不知道未來的事，無法確定未來會和過去及現在一樣

若患者感覺不到時間的連續性，過去占據了現在（2、3的例子）的話，疑問在於「未來」會變得怎樣？由於「未來」是和「過去」、「現在」三者相連在一起的。因此可想而知、缺乏對「現在」的實際感，也會造成喪失對「未來」的實際感。

因為我們安穩立足於過去的連續性上，所以會堅定地相信之後的明天、下週、下個月會像現在這樣持續穩定地到來。如果把這稱為「對未來的相信」，明顯是從對於時間連續性的信任所產生的，因此如果連續性遭到破壞，未來當然就會變得模糊，相信也會產生動搖。

保羅・埃卡夫在《人類與時間》這本書中有以下敘述：

「不安」的心理是由於空白的未來所產生。

「不知道未來」的這種狀態，也就是無法抱持對未來的想像，稱為「未來空白化」。簡單來說，就是完全不知道未來會發生什麼事，自己又會變成怎樣。

東日本大震災後直到現在關東及東海地方的民眾對於大地震仍抱持著強烈不安，這是因為大地震發生的機率上升了許多，民眾不知道實際上會不會有地震發生在自己周遭而產生不安，而且也不知道萬一發生時自己和家人會怎樣。換個說法，可以說是完全無法抱持對未來的相信。我們將過去到現在的時間連續性意識為「人生」，自身存在的一切都封存於其中。若是這個連續性變得模糊，自己的存在、自己的人生也將變得模糊。

- 對於「自己究竟是誰」的存在感模糊及不確定。
- 因為對未來的「相信」產生動搖，使得「不安」逼近。
- 失智症患者通常看起來面無表情或沒什麼感覺，但那可以當作是因為心中充滿不安，所以用那種表情來掩飾不安。

⑤ 因無法認知情境導致的混亂

除了因為時間連續性帶來的不安外，還必須思考另一種機制，那就是在無法正確認知情境時所產生的「混亂」。不知道認知中「這是什麼樣的地方」，以及「我為什麼會在這裡」、「該怎麼做」，必然會引起「混亂」。

情境是一分鐘都不等人的，是無情且帶有強迫特性的，人們一定得做出行動來回應，即使選擇「什麼也不做」，也是人們回應情境的方式之一。而且支撐著情境的時間連續性，絕對不會再重來一次，已經過去的事物是無法拿回來的，所以「情境永遠是新的」，不過相同的情境當然有可能會反覆出現。

失智症患者在醒來後到晚上睡著為止，這段時間出現的無數情境中，能正確認知到什麼程度，並配合情境採取行動呢？以早上醒來為例，在自己長期使用的寢室中，如果是太陽升起，房間明亮，可看清楚周圍的情境的話，應該不會引起混亂。但在夜晚光線不足，四周一片黑暗，家具的位置也模糊不清的情境下，就不能保證患者一定能辨識出「這裡是我的寢室」。因為醒來的時間、周圍的黑暗等些微的差距，便會造成認知無法順利運作。失智症患者在一天的生活中一定會遭遇非常多這類的認知失敗和挫折。

　　認知的失敗與混亂會讓人對接下來的情境感到不安，並因為擔心失敗而感到「膽怯」。另外情境認知的失敗會在情境與自己之間帶來無法自由選擇的拒絕感。平常我們對於包圍自己的空間會有整體感，進一步說，整體感也可以說是「擁有感」。

　　早上醒來時身在的房間是「自己的寢室」，在求學時用來寫字的書桌雖然是學校的用品，但也是「自己的

書桌」，手上拿的筆是「自己的筆」。即使是在旅館醒來的，直到退房以前，那裡也絕對是「自己的房間」。因旅行而初次造訪的外國城市，雖然會感到新奇，但城市的風景是為了被我觀看而存在於那裡，在這層意義上也算是「我的東西」。

認知的失敗，就像之前已經提過多次的，是由不知道「這裡是什麼樣的地方」，以及「自己為什麼會在這裡」，也就是不知道該處與自己所形成的關係。尤其是後者，「地方與自己的關係」的不明，會導致失去前面提到的「擁有感」，完全沒有與周圍情境的整體感，周圍變得與自己毫不相關，有時候甚至會有敵對感，進而產生「孤立感」。不難想像，「孤立感」會與沒有人願意幫助自己的「絕望感」逐漸連結。

孤立感意味著沒有人肯接受自己的存在，與絕望感相加乘會導致「生存意願」低落。

就是因為這樣，失智症患者往往讓人覺得一點朝氣都沒有，而這也會導致「安靜的失智症患者」的出現，

整個人都會受到「抑鬱」支配。

　　很多失智症患者一開始會被精神科醫師診斷為憂鬱症，之後在觀察病情發展的過程中轉為判定是失智症；或是反過來，一開始被診斷是失智症，之後判斷為憂鬱症；我認為之所以會有此狀況，應與認知的失敗會帶來抑鬱有關。

　　無論如何，認知的失敗會產生出「混亂」、「不安」、「膽怯」、「孤立感」、「絕望感」、「生存意願低落」、「抑鬱」等各種心理。

　　如前所述，時間連續性的扭曲會威脅到一個人的人格與其存在感，並發展出對未來的不安。基於此，認知的失敗會像之前所說那樣，引起重大的心理狀態變化。可以看成是好像連續遭到兩記重拳揮擊一樣，請參照下頁 圖 14 。

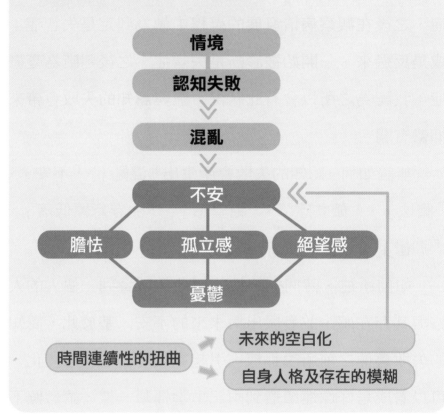

圖 14 認知失敗與時間扭曲

情境

認知失敗

混亂

不安

膽怯　　孤立感　　絕望感

憂鬱

時間連續性的扭曲　　未來的空白化

自身人格及存在的模糊

05/
忽略注意力與心理能量的重要性

在這裡讓我們回顧一下前面討論了哪些正確照護失智症的重點。

1. 失智症是由「認知障礙」所引起。包括：

◆ 會吃下非食物的「異食症」，是認知障礙導致的結果。

◆ 到了晚上變得不穩定、吵鬧之症狀（行為），也是認知障礙所導致。

因此，只要避免引起「認知障礙」，就不會讓這些症狀或異常行為出現。

◆ 如果認知變正常，就不會出現異食症（例如：吃面紙）。

◆ 如果認知變正常，晚上情緒就不會不穩定。

　　讓我再強調一次，失智症患者的正確照護開始於了解「認知」這個概念，一定要確實記住這件事。我們在一天當中，從醒來到睡著為止，每分每秒都處於不斷變化的情境中。例如現在的你，所處的「情境」可能是正坐在書桌前、交通工具中或候車室中，手上拿著這本《竹內失智症照護指南》，正在閱讀書中的句子。

　　若你靜靜地讀下去，則你的行為會被判斷為「正常」。「正常」是指在這個社會中普遍被執行，不會有人覺得異常的行為，也就是「符合情境」。如果你一面大聲尖叫一面讀的話，任何人都會覺得「奇怪」，因此就會被稱為「異常行為」，異常行為是與這個情境，例如在交通工具中看書不相符的行為。這樣的異常行為，是對情境的認知異常所引起的。

　　了解失智症這件事，當然就是了解「認知」這個

角色，更進一步來說，就是了解「認知的相關要素」。

之前的幾篇文章提到了「記憶」與「語言」等要素。「記憶會對認知造成影響，這一點是肯定的。記憶出現退化，不必然是罹患失智症。我前幾天與一位友人黃先生談話，他問我：「最近我有時候會為了拿某樣東西去隔壁房間，可是去了以後又忘記我是來幹嘛，只好又回到原本的房間，我這樣是得了失智症嗎？」

答案當然不用說，他並不是失智症。

這是因為他雖然忘了要去拿的「東西」，但是對「情境」的認知並未受到破壞。

2. 意識、理解、判斷的失敗產生失智症狀

請回想一下我們之前所提到的，失智症是由對情境的「意識」、「理解」與「判斷」等三個作用所構成：

◆ 意識是指了解製造出情境的那個「地方」是何處。

◆ 理解是指了解這個地方與自己的關係。

◆ 判斷是指以意識和理解為基礎，了解該採取什麼行動。

　　黃先生因為要拿包包而去到隔壁房間，但卻忘了是要來拿什東西，雖然回想了一下，但想不起來而回到了原本的房間。黃先生所去的隔壁房間是自己家裡的一部分，是放有目的物品的房間（對地方的意識），自己是為了拿那樣東西而到這個房間來（對於地方與自己的關係之理解），雖然忘了要來拿的「東西（包包）」，但為了「回想」而決定暫時待在那兒（對於回想這項行動的判斷）。

　　也就是說，黃先生雖然忘了包包，但對於情境的認知完全沒有問題，所以絕對不是失智症。如果黃先生是失智症的話，則會發生以下情形：雖然為了拿包包去到隔壁房間，但會覺得「這是哪裡？誰的家？」、「這裡是和自己沒有關係的房間」、「我得回家才行」等想法。

必須分辨，「健忘」與「失智」是完全不同的。

① 注意力的作用

接著讓我們進入另一個「注意力」的主題。與認知這個作用相關的要素除了記憶及語言外，還有「注意力」，因為一旦注意力出了問題，我們的情境認知就會失敗。

注意力這項精神機能雖然被分為很多類，但想成是以下三項較好理解，如下頁 圖15 ：

◆ 注意力的集中

◆ 注意力的分配

◆ 注意力的持續

「注意力之集中」就如同字面上的意思，簡單來說，是指將注意力集中於某件事，而忽略其他事。注意力集

圖 15 **注意力之特質**

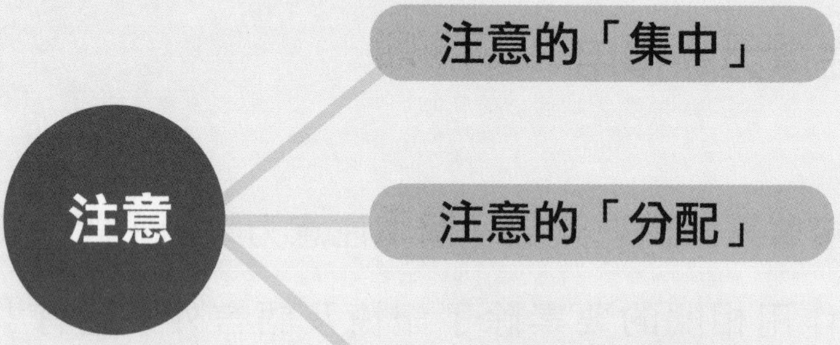

注意的「集中」

注意

注意的「分配」

注意的「持續」

中的相反是「注意力渙散」，無法將注意力集中於一件事，注意力會四處游移。例如在開車時會因為有吸引力的招牌而「飄走心思」，結果沒看到單行道的標示而造成車禍。注意力表示「意識」朝著某個方向而去，「意識到某事」就是在講注意力集中在某件事上。注意力集中就是意識的集中，即使用詞不同，平時也經常使用。

「注意力之分配」又是怎麼一回事呢？這指的是「同時對好幾件事情投以注意力」之狀態。例如張太太

想喝茶，因此在水壺裝水並放到瓦斯爐上。由於水燒開要一點時間，因此她來到客廳打開電視。電視正好在播韓劇，而且又有她最迷的裴勇俊。她不知不覺看得入迷了，導致廚房的水壺持續空燒、差點釀成火災。這個例子就是注意力分配的失敗。也就是在看電視的同時，也必須注意「廚房瓦斯爐上有水壺」，但不知不覺間，注意力就只有在電視上面了。這樣的情形，我們一般常會說「忘了瓦斯爐上有水壺」。這樣的說法乍看之下好像是「記憶」的問題，但其實必須解釋成這是在講注意力的分配問題。

張太太在隔天碰到朋友陳太太，說「昨天看裴勇俊的戲看得太入迷，差點就因為水壺空燒引起火災。」陳太太聽了之後便唸她：「妳實在太不注意了。」這種情形不太會說：「妳這個人太健忘了」。「忘記」這個有關記憶的詞，問題在於是否記得已經發生過的事，因此沒有意識到「正在用水壺燒水」與「正在看電視」這兩項「同時進行」的事，牽涉到的是注意力的機能，而非

記憶。簡單來說，可以解釋成：「能回到過去的是記憶，現在正在進行中的是注意力」。

「注意力之持續」就如同字面上所言，是指比起持續某段時間，更重要在於對需集中注意力的事件或現象注意到不需再注意為止，「注意並持續」的作用。如果水燒開了，接著就只需要關掉瓦斯，沒有必要再集中注意力了。由此可知，前面所說的「注意力的集中」與「分配」這兩件事，與「注意力的持續」是不同性質的作用。集中與分配表示的都是注意力或是意識投射的「方向」。

另一方面，注意力的持續與注意力投射的方向無關，重點只在於注意力的持續「時間」。另一項特徵是，注意力的持續有「開始」與「結束」這個事實。「開始」是從向某物投以注意力時開始。注意力的集中與分配開始時，注意力的持續也會開始。問題在於「結束」，裴勇俊的戲播完之後，便不會再對電視投以注意力而離開電視。此時我們可以知道，對於電視劇「結束」的這個情境認知正在運作。要認知到投以注意力的事件已經結

束，注意力的持續才會結束。這可以說是注意力的「集中」、「分配」、「持續」彼此間性質的不同之處。

❷ 心理能量意味關心的程度

前面曾提及，「心理能量」與注意力同樣重要，或甚至該說心理能量與注意力有著密切關係。簡單來說心理能量就是對於事物的興趣及關心或是說「關注」。從對於某件事情很關心、不怎麼關心、不關心等形容，就可以知道興趣及關心，是有強弱之分的。這個「強」、「弱」就像是能量大小一樣，因此我用了「心理能量」這個語詞。

退休的人有時候常常會搞不清楚「今天是星期幾」，這是因為不需要再去公司，也不需要按照星期幾來進行工作，所以對於今天是星期幾的「關心」變少了。在這個例子中，表示心理能量對於「今天是星期幾」的這個認知變少了。

前面提到了「一面燒水」、「一面看裴勇俊的戲」的張太太的例子，與其說張太太在看電視的瞬間中斷了對於在瓦斯爐上的水壺的注意力，不妨該說張太太是在看電視時對於水壺的注意力逐漸降低，換句話說也就是對於水壺的關心少到了幾乎不關心的程度。

❸ 掌握關鍵的「意識」或「覺醒程度」

前面提到了「注意力即是意識的方向」。平時我們在說「注意某事」時，也會用「意識到某事」的說法。

我們的精神作用（精神機能）的極大部分，其精神機能的基礎，稱之為「意識」。

意識可分為兩個方面，一方面為「亮度」，另一方面則為「方向性」。我們常以舞台來比喻意識。舞台的照明所形成的光亮代表一種意識，在明亮的舞台上演出的戲劇能讓人看得清楚，也就是能清楚認知，但如果舞台一片黑暗，便無法看到究竟在演什麼。

這種「意識的亮度」稱為「覺醒程度」，如果覺醒程度低，則舞台就會變暗。

相對於覺醒程度，像是意識到某事，這樣的「意識方向性」，意識沒有亮到一定程度的話是不會運作的。

「睡著與醒來」是一個很好的例子。由於睡著時意識失去了亮度，因此不會意識到任何東西。睡著時不可能認知自己周圍發生的事件或情境，因此如果不醒著就無法認知情境。

意識的方向指的是注意力，因此睡著時意識變暗，注意力不會產生作用，也就不會有注意力的集中或分配的運作。另外如果沒有對任何東西投以注意力的話，則讓注意力產生強弱的「心理能量」也不會作用。

換句話說，我們可以知道「意識的光亮也就是覺醒

如果不提升覺醒程度便無法認知情境，覺醒程度掌握了認知的關鍵。

程度」扮演了「基礎」的角色，具有製造出注意力、心理能量的作用，請見 圖16 。

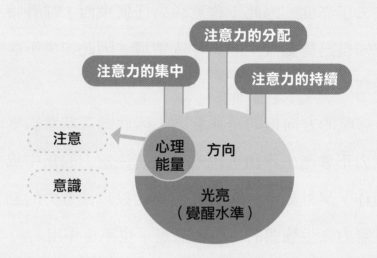

圖16 意識與注意力與心理能量

注意力的分配

注意力的集中

注意力的持續

注意

意識

心理能量

方向

光亮（覺醒水準）

- 意識具有「亮度」與「方向」，「亮度」對於認知具有絕對影響力。此外意識有方向性，這一點可以說與注意力幾乎相同。而注意力則包括了「集中」、「分配」、「持續」三項。產生注意力之強弱的是心理能量（興趣、關心等）。在圖中以注意力的粗細來表示。

❹ 情境是平板單調的，而認知會有高低起伏

　　與認知相關的「意識」、「注意力」、「心理能量」、「語言」、「記憶」中，意識、注意力、心理能量這三項也稱為「非特異性精神機能」，語言、記憶被稱為「特異性精神機能」。例如語言是使用話語這個既有的概念（特異性的東西），並藉由「聽」、「說」、「讀」、「寫」等四種方式來運用。相對地，意識、注意力、心理能量則沒有特別針對某物（非特異性概念）。那麼在面對一個情境或身處於情境中時，人會如何加以認知，並連結到正確行動去呢？

　　請你想像，你現在正為了參加一場研習而前往研習會場。會場內已經有很多人就座、走動、聊天。會場理所當然有天花板，燈是亮著的，也有牆壁、椅子、地板，但你的注意力會投向聚集的人群，幾乎不會意識到天花板、牆壁、椅子或地板等。這當中只有「人」會被特寫，

從天花板到地板等建築結構都只是不顯眼的「背景」。就像我們在校園裡面寫生一樣，我們會把意識投向繪畫，而不會投向校園。這稱為「背景與圖」的關係。「背景」是校園，「圖」則是描繪校園的畫。雖然天花板、牆壁和人都是構成情境的要素，但藉由注意力及意識的作用，天花板和牆壁會成為「背景」，只有人會浮現為「圖」。認知中心便會投向由浮現出來的這些人所形成的「地方」。

你隨意地看著來參加的人，從他們的服裝及整體樣貌，你認知到「這些是一起參加研習的同伴」。如果很多人都穿著華麗的禮服，或是正式的深色套裝，你一定會覺得這裡不是研習會場，而是自己搞錯了會議室。認知的最初階段，對於「地方」的意識，是從背景浮現出來的人的樣貌所產生的。注意力及意識的作用在於開始時會從天花板和牆壁及人群中於沒有特色的情境中讓人浮現，藉由背景與圖分離，製造出記憶中對於「地方」的意識。

如果因為人群的模樣，浮現了「這裡可能不是研習會場」的疑問，你會想要重新確認天花板上懸吊的是不是水晶燈，舞台有沒有用花朵裝飾，查看布條上寫的活動名稱，找出可以賦予這個「地方」特色的東西。此時注意力會從人的身上抽離，往四處的環境飛散。最後你弄清楚了這個「地方」應該是學校同學會的宴會場地，至少不是你要前往的研習會場時，你會立刻認為「我不應該待在這裡」。這是認知掌握「地方與自己的關係」，也就是認知作用中稱為「理解」的作用。

　　如此一來你會覺得必須離開這個場地，前往正確的目的地，因而採取行動走到走廊上。這是認知作用中的「判斷」結果，但並非到此就結束了。走到走廊後，你會尋找每個會議室門前應該有的告示板，此時走廊的天花板及擦身而過的人會退為背景，注意力會投向立在每扇門前的告示板。背景與圖再度分離，認知的程序繼續啟動。

但如果是失智症患者會如何呢？

例如有一名失智症患者前來參加由協助失智症患者的人士舉辦的活動。首先眼前有一扇門，打開之後他走進房間中央。房間裡有許多身穿宴會禮服及深色套裝的男女，但這名失智症患者有可能會就這樣坐在旁邊的椅子上，參加者的服裝及氣氛與平時的活動不同，這是「記憶」的問題，如果記憶減退，他也就不會察覺這裡不是他要去的地方了。記憶力減退使得對「地方」的意識失敗，這與認知有關，記憶力減退本身並不是問題。對地方的意識失敗是指誤認這裡是自己要參加的活動的會場，由於誤解了「地方與自己的關係」，因而認為「自己應該出現在這裡」，導致自己呆坐在旁邊的椅子上觀看人群。

還有另一種情況則是，如果進到房間時感覺到「和平常的地方不一樣」，又會怎麼樣呢？這個意識雖然正確，但重點在於之後的行動。如果沒有失智症的話，認

知能力自然沒有問題，會判斷「地方與自己的關係」而察覺到「自己不應該在這裡」，「我應該離開這裡，去找我本來的目的地」，進而以行動實行。雖然我們感覺到「和平常的地方不一樣」時，會同時想到「自己不應該待在這裡」，但如果沒做出「先去走廊找自己要去的房間」這項「判斷」的話，就可能會在「不知道該怎麼做」的情況下產生「混亂」，無法冷靜而開始躁動與吵鬧。

而宴會的出席者如果看到不相關的人闖進來且舉止怪異，或是若無其事地坐在椅子上，應該會靠近他並詢問「請問您是哪位？」在進行了雞同鴨講的對話後，想把患者帶去走廊時，這名失智症患者可能會因此粗暴起來。

順帶一提，這裡是「宴會場地」或是「與平時活動不同的會場」等，藉助這些話語提升對場所的意識，這一切都取決於認知是否有正確運作。意識、注意力、心理能量、記憶、語言都是因為與「認知」的關連而具有意義。將這些相關概念結構化後便形成如下頁 圖17 所示的關係。

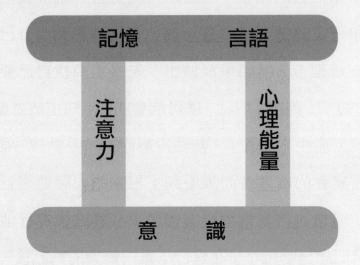

圖 17　認知的結構

記憶　　　　言語

注意力　　　　心理能量

意　　　識

CHAPTER 5/

全家動員，
一起治療失智症
——以竹內理論照護失智患者的成功實例

竹內理論的失智症照護方式，主要重點在改善水分、飲食、運動、排便情形，不但適用每個人，症狀改善率（亦可說是失智症的治癒率）也高達 70% 至 80%，成效卓著，因此日本全國已經有約 20 個城市開始採用。

　　此處所介紹的案例，都是透過家人、照護專業人員、日間照護工作人員、看護等人「治好」的實例，顯見除了專門的醫院及醫療機構外，也能透過家人的力量來治好失智症，具有很重要的價值意義。非常希望各位也能實際參與，協助推廣如此有意義的活動。

健忘、徘徊症狀消失，
重回志工工作

吳先生，83 歲

　　吳先生原本從事農林相關工作，妻子已經過世，3
名小孩也住在遠處，只有 1 個女兒住在鄰鎮，幫忙照
顧吳先生。平時吳先生處於獨居狀態。4 年前開始出現
健忘情形，被醫院診斷出罹患了失智症。

✓ 症狀

● 記不住自己常用的東西所放的位置，經常整天都在找
　東西。

● 每星期一次會有看護前來協助，但看護每次來都得幫
　忙找東西，導致沒有時間幫忙老先生做家事。

● 每星期 2、3 次會在早上出現徘徊情形，不是走到附
　近山裡去，就是爬到住家屋頂上去。

✓ **狀況評估**

- **水分**：400 至 500ml/ 天。
- **飲食（營養）**：1,200 大卡 / 天
- **運動**：沒有規律安排。
- **排便**：有便秘情形，每星期只排便 2 次左右。

✓ **照護計劃**

　　遵循竹內理論，由專業護理人員、看護、日間照護工作人員、女兒等人，協助進行基本照護（改善水分、飲食、運動、排便等情形）。

- **水分**：從一開始的 400 ～ 500ml/ 天，1 個月後增加為 1,700 ～ 1,900ml/ 天。
- **飲食（營養）**：逐漸增加，4 個月後進步到超過 1,500 大卡 / 天。
- **運動**：剛開始是每星期 3 次前往日間照護中心，使用健身器材運動並做體操，1 個月後再增加每天散步 2 至 4 公里。
- **排便**：因為攝取水分情形變好，加上有在運動，1 個月後改善到每天都能規律地排便。

✓ 結果

● **早上完全不再徘徊**，會乖乖待在家裡。

● **不再忘記自己所帶或使用過的東西**，所以不再有一直在找東西的情形。之前到日間照護中心來時，工作人員會先幫 A 先生保管錢包，等要回家時才將錢包還給 A 先生，現在則是 A 先生會主動對工作人員說「請幫我保管錢包」，並在要回家時，主動向工作人員要回錢包。原本嚴重健忘的情形已經消失。

● **重回志工工作**。吳先生每星期有 3 天會到日間照護中心幫忙做志工，在失智症狀完全消失的現在，會利用時間幫忙同樣來照護中心的人（7 名左右）記錄他們的「水分攝取情形」。由於日間照護中心非常重視協助失智症患者攝取水分，所以有吳先生幫忙大家做記錄，著實幫了很大的忙。吳先生的記錄與計算完全正確，所以深受工作人員信任。

● 吳先生還曾在電視的失智症特別報導節目裡，以「失智症痊癒者」的身分參加演出。

夜間幻覺消失，
改善尿失禁，重拾社交生活

陳先生，83 歲

　　兩年前開始出現健忘症且日漸嚴重，行為舉止也變得很異常。經醫師診斷為阿茲海默症。陳先生夜晚無法入睡，卻在白天熟睡。與妻子兩人共同生活。

✓ 症狀

● 嚴重幻覺不斷說手上有蟲在爬行，房間有河川流進來之類的話。

● 將妻子和女兒錯認成別人。

● 將以前發生的事情說成是今天發生的。

● 一整夜不睡覺且持續對妻子說話，使 83 歲的妻子也整夜無法入眠。

● 夜間出現尿失禁現象。

● 步行不穩，時常跌倒。

✓ 狀況評估

- **飲水**：450ml / 天。
- **熱量**：1500 大卡 / 天。
- **排便**：每天固定時間排便。
- **運動**：白天都在睡覺，所以完全沒有運動。

✓ 照護計劃

　　由上述的評估結果，得知陳先生有「水分不足」、「運動不足」、「社交障礙」等問題，若持續未能改善則失智症的症狀將會更加惡化，故每週一至週六將他送至日間照護機構，實行以下照護計劃。

- **水分**：每天最少 800ml 的水分補給（1 天合計總量為 1500ml）。
- **運動**：足量運動，包括使用機械運動訓練。
- **社交**：增加他和其他人群的交流。

- **失智症狀**：照護開始約 10 天後，夜間的幻覺症狀完全消失。

- **夜間的尿失禁**：夜間能夠熟睡，尿失禁現象也消除。

- **步行**：機械運動訓練展現成效，步伐穩定，上下樓梯更安全。

- **社區交流**：隨著失智症的症狀改善，整體的氣色精力都回復了，還參加社區老人會的地面高爾夫球社團，每週進行 2 至 3 次快樂的練習，比賽時也能記得打球的規則。此外，也參加交流聚會，並擔任主持司儀的重要角色。

- **失智症評估比分**：以日本長谷川失智症評估（HDS-R，見右頁圖），分數從當初 8 點到最低 1 點，最終為 26 點，回復正常值。

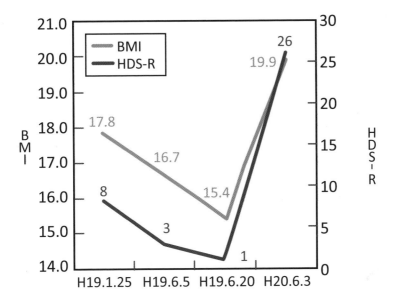

集物癖、異食症狀消失

張女士，80 歲

　　2~3 年前開始在家裡頻繁走動，出現集物癖，收集許多不要的東西放在自己的房間裡。若家人不在身旁時就會外出，也無法自行使用廁所，因為家人無力照護，所以將她送往照護機構。在照護機構所出現如下症狀。

✓ 症狀

- 在照護機構內躁動不安、頻繁走動。
- 若獨處一人或沒人注意時，會將衛生紙或異物放入嘴巴裡（異食症）。

　　調查張女士在自己住家生活時的狀況如下

● **水分**：600~700ml/ 天。

● **熱量**：1000 大卡 / 天。

● **排便**：每週 1 次左右，有便秘傾向。

● **運動**：在家雖有頻繁走動，但家人不讓她外出。

✓ 照護計劃

　　從上述的評估結果得知，張女士是「水分不足」、「營養不足」、「便秘」、「運動不足」、「社群交流不足」。故在她進入照護機構後，實施以下照護計畫：

● **水分**：增加飲水量至 1500ml/ 天。

● **熱量**：將攝取熱量增加至 1500 大卡 / 天。

● **運動**：每天由工作人員陪同她去屋外散步。

● **其他**：用帶她外出購物的方式，降低其孤獨感。

✓ **結果**

- 改善了水分、熱量，並加入運動之後，**失智症狀改善**，已不會在照護機構內無目的地走動，**不再便秘**；但「異食」的症狀並無改善。

- 因為集物癖、異食等症狀是因「孤獨」所引起的，所以在平日的生活中消除孤獨與孤立感是很重要的。為此刻意以張女士組成「摺毛巾工作小組」，但組員看到張女士異食的畫面紛紛感到嫌惡，使工作小組以失敗告終。接下來專程帶張女士去超市購物，稱為「超市購物治療」。每週 2 次在上午時間抽出 1 個小時左右去逛超市或超商。最初的試驗結果發現張女士的異食次數減少一半，在逛超市時張女士的表情帶著濃厚的興趣看著各式各樣的商品，看到想買的東西偶爾也會購買。張女士出現與平日在設施機構內不同的表情，眼睛炯炯有神。隨著每週 2 次的購物治療，異食的次數減少，大約 **2 個月後異食症狀消失**。

- 孤獨感是封閉自己家門或自己的房門，為一種內在的意識情感。在反覆購物治療後，內在的意識轉向外在的意識，致使孤獨感消除，異食症也改善。除了購物

治療之外，公園裡散步、賞花或看著正在幼稚園中庭遊玩的小朋友，也是不錯的選擇。

不再誤會家人偷竊，
回復正常平靜生活

林太太，79 歲

　　林太太是一位稱職的家庭主婦，負責照顧公婆，後來公婆相繼去世，因此她和丈夫搬去和自己的長女一家人同住。許太太夫妻住 2 樓，長女一家人則住在 1 樓。

　　6 年前，林太太開始出現行為異常情形，後來被醫院診斷出罹患阿茲海默症。

✓ 症狀

　　每次長女要去上班時，林太太就會從 2 樓下來，表情凶惡地破口大罵，內容不外乎：

- 我的化妝品不見了！
- 妳（二女兒）居然趁我不在家時偷溜進來，還拿走我的炒菜鍋！
- 得趕快換掉大門的鎖才行！
- 這個家裡有小偷！
- 你們快點滾出我家！

✓ 狀況評估

- **水分**：500ml/ 天。
- **飲食（營養）**：1,600 至 1,700 大卡 / 天。
- **運動**：每星期只有 1 次很短時間的散步。
- **排便**：不清楚自己的排便情形。

✓ 照護計劃

　　遵循竹內理論，在丈夫的協助下進行基本照護（改善水分、飲食、運動、排便等情形）。

- **水分**：從一開始的 500ml/ 天，1 個月內進步到超過 1,500ml/ 天。
- **飲食（營養）**：營養師評估林太太平常的飲食內容後，發現她每天攝取約 1,600 ～ 1,700 大卡，基本上完全沒有問題。
- **運動**：丈夫每天早上帶她散步 30 至 45 分鐘，並幾乎每天做 50 分鐘的有氧運動，以及 30 分鐘的划船測功儀（Ergometer）運動。

●**排便**：開始接受照護後，才開始記錄排便情形，並明白其實她幾乎天天都有排便。

✓ 結果

開始接受基本照護約 4 月個後，林太太不再出現每天早上怒罵長女的情形，也不再怒罵偶爾來訪的二女兒，**恢復成以前那個性情溫和的好媽媽。**

平時會和丈夫及女兒一家人外出用餐、購物，回到以往的平靜生活。

女兒們也很開心能再像以前一樣，重溫母女情深的天倫之樂。

從臥床不起，
到可自理日常基本生活

許女士自 2011 年 11 月起開始出現步行困難的情形，2012 年 2 月因全身痙攣無法行動而住院（腦梗塞），在醫院的病床上過著臥床不起的生活。沒有尿意與便意，而在常常失禁的狀態下只好使用尿布，翻身起床皆需要他人的幫助。於住院期間出現條理不清、莫名其妙的言行舉止，從而被診斷為阿滋海默型失智症。2012 年出院後因無法在自己家中生活，隨後入住機構接受照護。評估其需照護程度為 4，失能老人的日常生活自理程度（ADL，譯註）為 B2、失智症老人日常生活自理程度為Ⅲ a。

✓ 症狀

● 沒有尿意與便意，經常失禁。

● 無法下床，連翻身都需要他人協助。

- **飲水**：低於 700ml/ 天
- **熱量**：600 大卡 / 天
- **排便**：持續軟便、失禁
- **運動**：只能臥床，完全無法運動

　　先使用評估表進行評估，掌握其需求，再按其需求編制照護計劃。於入住機構當日即開始進行去尿布、排泄誘導等基本照護法，卻因持續軟便失禁及食慾與生活的熱情低下，且意識水平低下，認知功能也一同降低，出現話語條理不清及莫名其妙的言行舉止等狀況，使用基本照護方法沒有得到任何改善。雖入住機構兩週左右一直在探索其軟便失禁的原因及改善的措施，但是排便型態不曾改善。向其主治醫師諮詢，得知許女士正在服用的藥物其副作用之一即是消化器官之徵狀，由此在醫師同意之下，暫停使用處方藥。此

後幾天排便的形狀得到改善，健康狀態穩定，隨後的個別照護計劃得以順利進行。

✓ **執行與成果**

　　首先嘗試水分攝取量的增加。入住機構當時平均每天的攝取量連 700ml 都不到，導致脫水狀態發生，且入住初期連續軟便失禁，成為加重掠奪體內水分的因素之一。

　　關於進食，判斷許太太處於低營養狀態，需增加飯食的攝取量（逐漸嘗試轉換為正常餐）。1 個月內，每日的卡路里攝取量由 600 大卡增加到每日超過 1300 大卡。於此同時，通過增加離床的時間而增強了體力，激發了患者本人想要改善步行和失禁的熱情。

　　如此反覆進行基本照護方法，結合進行站立訓練與步行訓練，使得患者認知功能提高，同時失智症狀獲得極大改善。經過四個月，雖然入浴、排泄等部分行動需要工作人員的協助，但其身體狀態已達到機構

中日常生活基本可以自理的程度。於 2012 年 12 月，排泄方面也已完全自理，不必依賴尿片，進入鼓勵居家生活時期。

照護機構特地為長者計劃每月回家居住 2 至 3 次、每次 2 至 3 天的機會，終於在入住機構 11 個月之後，順利在 2013 年 4 月回歸家中生活。（見下頁表格）

✓ 總結

此實例雖然為重度高齡者的照護例子，但由於其臥床不起的期間較短，因此使長者在短時間內得到改善。ADL 得以改善，促使失智症狀消失，因此也提升了其家人將她接回家的意願，實現了讓長者回家生活的目標。

【譯註】ADL 乃是以病人病情所需之觀察間隔長短及護理活動頻率來判定護理的依賴度，共分為 A、B、C 三級，並由病人日常生活自理程度來觀察病人的生活自由度，共分 I ～ IV 四級，以此二者為依據來區分病人對護理的依賴情況。

日期	2012 年 6 月	2012 年 7 月	2012 年 10 月
水分	700ml/ 每日	1450ml/ 每日	1500ml 以上 / 每日
飲食	◆ 600Kcal/ 每日 ◆粥、烏龍麵少許 ◆必要時給予腸道營養劑	◆ 1300kcal/ 每日 ◆正常餐、飯菜	◆ 1500kcal/ 每日 ◆正常餐、飯菜
排泄	◆沒有尿意及便意 ◆尿布必備	◆布內褲＋尿片 ◆白天及夜間尿失禁 ◆引導如廁訓練	◆布內褲＋尿片 ◆無失禁情形 ◆可自行如廁
移動 / 行走	◆移動時使用輪椅 ◆翻身、起床需要幫助 ◆整天臥床狀態	◆移動時使用輪椅 ◆起立需要協助 ◆白天 8 小時不臥床	◆於機構室內、室外使用小推車 ◆在工作人員的看護下使用小手推車步行到附近的美髮廳
失智症狀	◆幻覺 ◆妄想 ◆夜間譫妄狀態	無	無

Dr. Me健康系列 147X

竹內失智症照護指南【修訂版】：
掌握水分、飲食、排泄、運動，半數以上失智症狀改善

作　　者／竹內孝仁
譯　　者／雷若莉、賴彥妤
選　　書／潘玉女

行銷經理／王維君
業務經理／羅越華
總 編 輯／林小鈴
發 行 人／何飛鵬
出　　版／原水文化
　　　　　台北市民生東路二段141號8樓
　　　　　電話：（02）2500-7008　傳真：（02）2502-7676
　　　　　E-mail：H2O@cite.com.tw　部落格：http://citeh2o.pixnet.net/blog/
發　　行／英屬蓋曼群島商家庭傳媒股份有限公司城邦分公司
　　　　　台北市中山區民生東路二段141號11樓
　　　　　書虫客服服務專線：02-25007718；25007719
　　　　　24小時傳真專線：02-25001990；25001991
　　　　　服務時間：週一至週五上午09:30～12:00；下午13:30～17:00
　　　　　讀者服務信箱：service@readingclub.com.tw
劃撥帳號／19863813；戶名：書虫股份有限公司
香港發行／城邦（香港）出版集團有限公司
　　　　　香港灣仔駱克道193號東超商業中心1樓
　　　　　電話：(852)2508-6231　傳真：(852)2578-9337
　　　　　電郵：hkcite@biznetvigator.com
馬新發行／城邦（馬新）出版集團
　　　　　41, Jalan Radin Anum, Bandar Baru Sri Petaling,
　　　　　57000 Kuala Lumpur, Malaysia.
　　　　　電話：(603) 90578822　傳真：(603) 90576622
　　　　　電郵：cite@cite.com.my

封面設計／江儀玲
美術設計／劉麗雪
內頁排版／紫翎電腦排版工作室
製版印刷／卡樂彩色製版印刷有限公司
初　　版／2015年9月17日
初版2.5刷／2018年9月14日
修訂一版／2021年9月2日
定　　價／360元

城邦讀書花園
www.cite.com.tw

Medical Mediation by Takahito Takeuchi
Copyright © 2015 Takahito Takeuchi
All rights reserved.
Original Japanese edition published by Tsutsui Shobo Ltd.
Traditional Chinese translation copyright © 2013 by H2O Books, a Division of Cite Publishing Ltd.

I S B N　978-986-06681-0-0
有著作權‧翻印必究（缺頁或破損請寄回更換）

國家圖書館出版品預行編目資料

竹內失智症照護指南：掌握水分、飲食、排泄、運動,半數
以上失智症狀改善 / 竹內孝仁著；雷若莉, 賴彥妤譯. -- 修訂
一版. -- 臺北市：原水文化出版：英屬蓋曼群島商家庭傳媒
股份有限公司城邦分公司發行, 2021.09
　　面；　公分. -- (Dr. Me健康系列；147X)

ISBN 978-986-06681-0-0(平裝)

1.老年失智症　2.老人養護　3.健康照護

415.9341　　　　　　　　　　　　　　　110009640